韩国最流行 安胎助产 好孕瑜伽

〔韩〕**姜仁敬** 著

武传海 译

U0263272

广东省出版集团

广东科技出版社

·广 州·

图书在版编目（CIP）数据

韩国最流行安胎助产好孕瑜伽／（韩）姜仁敬著；
武传海译 .—广州：广东科技出版社，2014.7
　　ISBN 978-7-5359-5873-0

Ⅰ．①韩… Ⅱ．①姜…②武… Ⅲ．①孕妇－瑜伽－
基本知识 Ⅳ．① R247.4

中国版本图书馆 CIP 数据核字（2014）第 076470 号

자연분만을 위한 요가 30분

Copyright © 2004 Kang, In-Gyoung

Originally Korean edition published by NEXUS Ltd.

The Chinese Simplified Language edition © 2014 BEIJING RZBOOK CO., LTD

The Simplified Chinese translation rights arranged with NEXUS Ltd., Seoul, Korea.

through M. J Agency

HANGUO ZUILIUXING ANTAIZHUCHAN HAOYUN YUJIA
韩国最流行安胎助产好孕瑜伽

责任编辑：黎青青	责任印制：罗华之
特约编辑：徐艳硕	装帧设计：垠　子　韩少杰
责任校对：黄慧怡	美术编辑：王道琴

出版发行：广东科技出版社
　　　　　（广州市环市东路水荫路 11 号　邮政编码：510075）

http：//www.gdstp.com.cn

E-mail：gdkjyxb@gdstp.com.cn（营销中心）

E-mail：gdkjzbb@gdstp.com.cn（总编办）

经　　销：广东新华发行集团股份有限公司

印　　刷：北京尚唐印刷包装有限公司

规　　格：787mm×1 092mm　1/16　印张11　字数240千

版　　次：2014年7月第1版
　　　　　2014年7月第1次印刷

定　　价：39.00元

如发现因印装质量问题影响阅读，请与承印厂联系调换。

39岁，我顺产的第一个宝宝

2002年7月27日晚8时37分，在预产期前九天，我顺产一个重3.2千克、健康漂亮的女儿，这也是我的第一个宝宝。在这个炎热的夏日，在我生日的这一天，当我进入产房30分钟后，女儿来到了这个世界。此时，我39岁。从产科学的角度，我是被归为高危妊娠人群的高龄孕妇。

伴随瑜伽的自然生活实现顺产

首先，为了打造健康的"土壤"，我用断食净化法营造了干净温暖的子宫环境，为宝宝提供了可以健康成长的最佳环境。为了打造结实的"种子"，从计划怀孕前3个月开始，本来就从不吸烟的丈夫又戒掉了酒，并与药物一概绝缘，而我在实践瑜伽饮食法的同时，练习瑜伽体式、呼吸、冥想和茶禅修行。

怀上宝宝后，为了在大自然中度过孕期，我们离开了城市，把家搬到了空气新鲜、河水清澈、风景如画的两水里。这里四季野花盛开，我每天在鸟儿的鸣叫声中迎接清晨，在繁密的星光中迎接黄昏。这种乡村生活让我不用花什么特别的心思，也能进行静心的胎教。每天早晚，我都要和丈夫散步，而这正是一种走路进行的冥想与调息。

日常生活和瑜伽练习本身也是优秀的胎教。做每一件事时，我都会对腹中的宝宝说话。"我的宝贝儿，你是不是在健康成长呢？你要在妈妈肚子里健康快乐地成长，当你想来到外面的世界时，随时都可以用你自己的力量降临这个世界，妈妈会帮助你的。在见到你之前，妈妈会一直努力……"丈夫也会在每天早上上班前和晚上睡觉时用低沉的声音叫着宝宝的名字，让她聆听爸爸的声音。

在妊娠期间，动作和静止、工作和休息、紧张和放松的瑜伽训练营造了身体的和谐与均衡，我没有出现孕吐、头痛、腰痛等可能在孕期中出现的任何异常症状。体重也只增加了7千克，因而身体一直很轻松，每个周末我都可以轻松地会客、做家务，甚至在分娩前一天还在做农活。

我终于见到了我们的女儿！在预产期前九天，我出现了阵痛。但由于我通过坚持不懈的瑜伽练习锻炼了身心，所以丝毫没有感到恐惧与不安。在分娩等候室的一个小时里，我通过调息和按摩缓解了阵痛，并通过将注意力集中在呼吸上帮助宝宝下沉。到了产房后，仅用了三次力，就迅速完成了分娩。

在产后恢复期，我通过瑜伽式饮食为哺乳做准备，并通过坚持练习冥想和呼吸恢复体力，结果我的身材和健康状况很快就恢复到了孕前的水平。住院的三天期间，我和女儿住在一起，在乳汁分泌之前，只给女儿喂水。我这样做的目的是让可引起过敏、湿疹和特异反应的胎便尽快排出，以便成功地进行母乳喂养。因此，女儿至今也没有出现任何特异反应和过敏症状，并拥有均衡的体格及优秀的身体能力与认知力。她的情绪很稳定，很少哭闹，身体也很健康。

分娩让女性成了母亲，这是一生的奇迹。然而，当前的分娩文化却是将产妇当作患者，分娩的方式和环境完全取决于医院的体制和医生的决定，很难看到以产妇为主体、发挥产妇主动性的氛围。

瑜伽式生活将分娩之痛转化为"快乐的痛"

妊娠和分娩作为孕妈妈和胎宝宝共同的工作，最好由孕妈妈能动地主导分娩环境，实现由家人共同参与的自然分娩。如果在孕前和孕期内坚持和丈夫一同练习瑜伽动作、冥想和呼吸，坚持瑜伽式饮食法，并对宝宝进行胎教，就能将分娩的痛苦转化为"快乐的痛"。尽管怀孕是一个无比艰辛的过程，产后恢复也更加艰难，但是如果利用上述方法进行产后恢复，就可以迅速恢复健康的身体。

希望本书能成为孕妈妈们的向导，让怀有漂亮宝宝的孕妈妈们锻炼出分娩时所需要的力量、忍耐和意志，健康地度过孕期，实现自然分娩，并在产后迅速恢复健康。我坚信，像我这样的高龄产妇们一定能通过自然分娩产下健康的宝宝，并顺利恢复健康的身体。

目 录

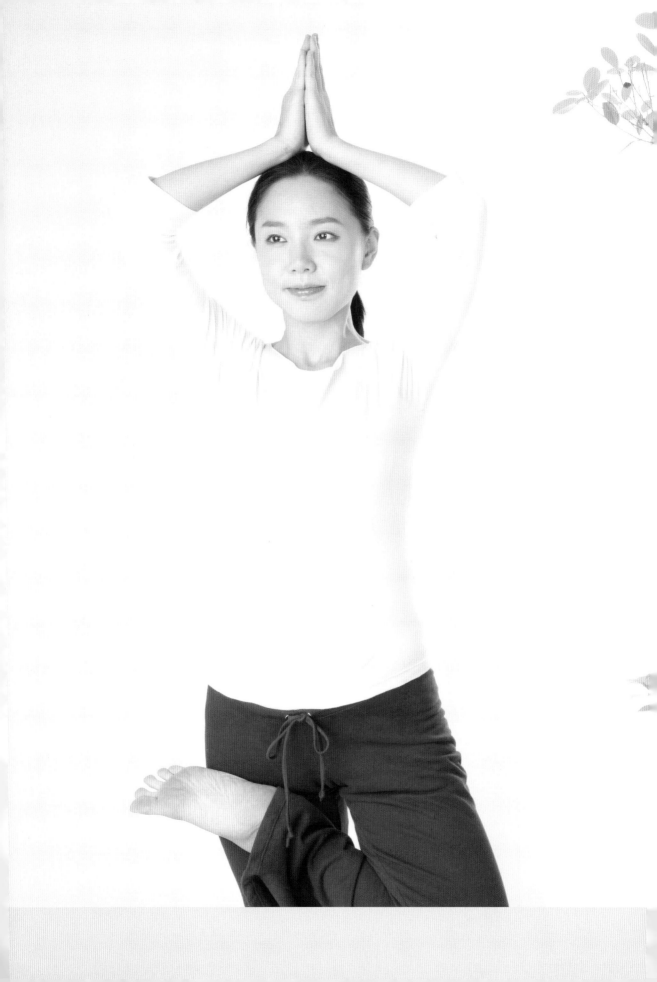

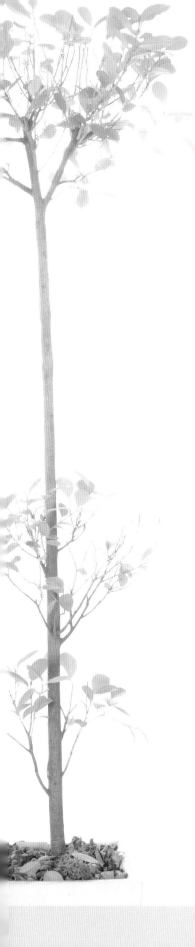

Part I
为了自然分娩的
好孕瑜伽和胎教

　　胎教是为了生出身体健康、心理健全的宝宝而做准备，从妊娠之前就要开始行动。如果孕妈妈积极面对生活，保持身心健康，那么就会生下一个身体健康、头脑聪慧的宝宝。通过瑜伽锻炼身体，通过冥想和调息调整心绪，同时坚持健康绿色的饮食生活，就如同给宝宝赠送了一个无比幸福美好的未来。

为了自然分娩的好孕瑜伽

　　瑜伽（Yoga）最初起源于五六千年前的古印度，它是一种追求身体与内心和谐统一的传统修炼方法。瑜伽具有一种神秘的力量，它能够使人放松紧张的身体，增强柔韧性，并在此过程中身心得到休息与安定，获得心灵上的平和。而孕妇瑜伽则是借助瑜伽的力量，让分娩更加顺利，并且对母子来说，是一段更有意义、更幸福的时间。

瑜伽的含义

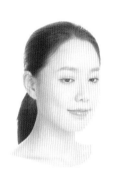

　　"瑜伽"（Yoga）一词源于梵语（Sanskrit）中的"yuj"。"yuj"意为"结合""束缚""加入""连接"，同时还包含"集中自己的注意力并加以利用"以及"冥想""入定"之意。公元前2~3世纪，派坦加利在《瑜伽经》中称，瑜伽是"让内心的作用停止"，它在做某种行动的过程中体现出智慧、和谐与中庸。

　　瑜伽的各种姿势，配合呼吸，通过刺激穴位、腺体和经络，既可以调节内心，又可以利用体内的自然治愈力战胜疾病。瑜伽的呼吸法不仅能刺激肌肉与骨骼，还能刺激身体内部，这种对内、外部的双重刺激可以让我们收获双倍的效果。瑜伽练习者在冥想时，可以窥视自己的内心，让心灵变得成熟，从而获得内心的平和。当所有的感觉消失、内心变得安定、思想不再波动之时，就达到了瑜伽的最高境界。

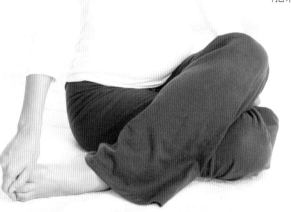

瑜伽的宗旨是减少肉体与心理上的障碍，达到身体与内心的和谐统一，进而实现与大自然及周围一切事物的和谐统一，即达到"天人合一"的境界。由此可见，瑜伽是一门完全的生命科学，能够促进肉体、精神、社会、灵魂的健康，拥有完美的修炼体系。瑜伽可以帮助人们营造健康的身心，无须特别的器材，也不会有太沉重的负担。对身处繁杂世界中的现代人而言，瑜伽堪称最佳的疾病防治方法。

顺应自然法则的分娩

妊娠和分娩不是疾病，孕妇也并非患者。尽管分娩时会伴随剧烈的疼痛，但这种疼痛只不过是一种正常现象而已。如果是我们的身体出现问题，则必须接受治疗或者做手术，而分娩则完全是另一回事，所以不能将有关妊娠和分娩的一切事情都交给医生和医院。孕妈妈必须自己了解有关妊娠和分娩的基本知识，并通过正确的生活方式来迎接分娩的到来。

对女性而言，没有哪一个时刻能像分娩这样需要如此大的体力与精力。尤其是对于初次怀孕的孕妈妈们，体内发生的变化会给她们的身体和心理带来巨大的压力。女性在怀孕之后，内分泌的变化会导致身体一系列的变化，比如肌肉拉伸、关节松弛、韧带变弱，以及体重增加、孕吐、肩部和颈部酸痛、腰痛、水肿等。

在心理方面，孕妈妈在整个孕期内都会被担忧的情绪所缠绕。她们总是担心"我会顺利分娩吗？""我不会生出畸形的宝宝吧？"同时还会因不知分娩时会有多

瑜伽的八分支

1 禁戒（Yama）：调节与他人及其他事物之间的关系。包括不杀生、不妄语、不偷盗、不纵欲、不贪婪。

2 劝诫（Niyama）：调节自身习惯，以约束自己的行为。包括洁净、知足、苦行、自省、敬神。

3 体式（Asana）：指为了进入冥想状态或营造冥想时所需的健康肉体而做的各种动作。

4 调息（Pranayama）：内心的状态和呼吸有着紧密的关系，调息就是通过控制生命之气（Prana），净化和强化神经系统。

5 制感（Pratyahara）：把精神从感官和外部事物的奴役中撤回，获得解放。

6 专注（Dharana）：将内心的全部力量集中于一点。

7 冥想（Dhyana）：将集中于一点的内心扩张，在经过心灵意识和无意识状态之后，最终达到超意识状态。

8 三昧（Samadhi）：使自己成为冥想的对象，并完全融入这个对象中。

1 不会因妊娠而增加过多的体重（平均增加6～8千克，最多10千克）。

2 可以强化腹部肌肉，让肌肉更有弹性，从而保护腹中的胎儿和骨盆。

3 可减少因妊娠而引起的便秘。

4 可培养分娩时所需的耐力和力量。

5 可促进肾上腺素分泌和血液循环，使身体变温暖。

6 可通过正确而彻底的呼吸，为胎儿提供富足的氧气。

7 可避免会阴切开。

8 可调节激素分泌，使生产后母乳喂养更加容易。

9 可缩短分娩时间，使生产更加迅速。

10 可提供有助于顺产的体内环境，能顺利实现顺产。

痛苦而焦虑不安，这种茫然的不安和恐惧也会让她们变得更加敏感。

然而，妊娠和分娩就如同呼吸和排泄一样，都是自然的生理现象。若想平安顺利地生下宝宝，孕妈妈必须首先摆脱紧张和恐惧情绪，坚信自己之所以怀上"神"赋予的生命，正是因为自己具有分娩的力量，并将心灵的平稳安定作为这种力量的源泉。

孕妇瑜伽是有助于自然分娩的瑜伽

孕妈妈们的目标不是无痛分娩，而是自然分娩。只有当自然的身体、自然的内心、自然的生活——三者结合在一起时，自然分娩才能成为可能。瑜伽是一种通过身体的均衡、平静的呼吸与冥想及恰当的瑜伽饮食法使身心始终保持均衡状态的训练，因而有助于孕妈妈实现自然分娩。

孕妇瑜伽是为自然分娩而做的准备。瑜伽通过肌肉的控制和放松及知觉性的呼吸法，可最大限度地消除孕妇在肉体和精神上的疲劳与紧张，使孕妇和胎儿在妊娠期间都能保持最佳的健康状态，不仅有助于自然分娩，还能帮助孕妈妈们在分娩时实现自我调节。

瑜伽可以让因身体变化而身材走形的孕妈妈们保持良好的体态，并能减轻其腰痛与腿部水肿，增强其肌肉、关节和韧带的柔韧性，同时让分娩的痛苦减少1/3。瑜伽还能将分娩的时间缩至最短。即使是高龄产妇的初次生产，也可以通过瑜伽创造出有助于顺产的体内环境。

在妊娠期间，如果坚持用健康的瑜伽式饮食方式摄取营养，则可以净化血液，促进胎儿的大脑发育。如果采用正确的呼吸方式，则可以为胎儿提供丰富的氧气。在心理方面，瑜伽可以减少由妊娠和分娩引起的紧张和恐惧，缓解压力，使孕妈妈获得心灵上的安定。通过冥想，孕妈妈可以窥视自己的内心，使已成为准妈妈的自己更加漂亮，而这本身就是一种积极有效的胎教方式。

瑜伽对产后恢复也大有裨益。适当的产后瑜伽练习可以让新妈妈尽快恢复到孕前健康苗条的身体，同时也能预防或减轻产后抑郁症。

据称，分娩时所需要的能量相当于登上了一座珠穆朗玛峰。不过，孕妈妈们大可不必过于担心。只要坚持练习瑜伽，就可以让分娩——女人一生中最大的奇迹和喜悦，从"痛苦的痛"转变为"快乐的痛"。

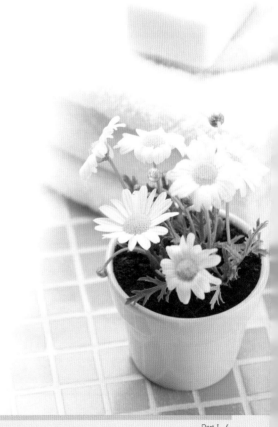

好孕妈妈的幸福胎教法

孕妈妈和胎宝宝是妊娠的主体。如果妊娠中的孕妈妈怀有一颗平和、乐观、温柔的心，胎儿就会从中获取能量，实现身心的健康发育，从出生起就具有某种智力和素养。总而言之，幸福的妈妈会生下幸福的宝宝，而胎教正是决定一个人基本根底的重要基础。

什么是胎教

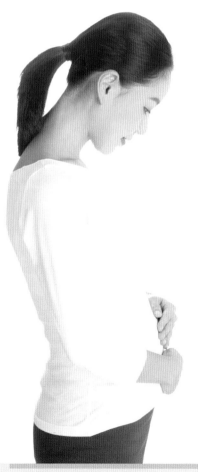

胎教，顾名思义，是指对胎儿进行的教育。怀孕期间的教育十分重要，其效果其至胜于宝宝出生后在优秀老师的指导下接受十年的教育。因此，如今的教育正从"从摇篮开始"演变成为"从胎儿开始"。这也就是说，子宫是人类的第一所学校。通过胎教，宝宝在胎内就已经形成了重要的素养，倘若忽视了这一点，即使日后实施"超常教育"，也为时已晚。

然而，胎教并不只是孕妈妈们的事情，它也和准爸爸等家人及周围所有人有着密切的关系。进一步说，胎教应当是一种社会性的人类教育。准爸爸作为距离孕妈妈和胎宝宝最近、最有影响力的人，其"父亲式胎教"的重要性丝毫不逊于准妈妈所做的"母亲式胎教"。

韩国的传统胎教特别重视"父亲式胎教"。朝鲜纯祖时代的师朱堂李氏在最早的胎教专业书《胎教新记》中写道："师教十年未若母十月之育，母育十月未若父一日之生。"这句话鲜明地指出了孕前胎教和"父亲式胎教"的重要性。

胎教对人各方面的形成有着重要影响，一个人的品性、气质、才能等基本根底取决于胎儿时期父母的心态和举止。如果认识到这一点，就会明白胎教绝对不容轻视。因此在胎教中，最重要的就是准爸爸和准妈妈正确的心态、正确的言行和正确的姿势。

孕妈妈在妊娠期间，应当在丈夫和周围人的关怀下多看美好的事物，多听美好的语言，心怀美好的感觉，平和而舒适地生活。在10个月的妊娠期间，胎盘将孕妈妈和胎宝宝连成一个整体，只有在这短暂的10个月间尽最大努力实施胎教，才能获得令人满意的成果。

孕前胎教很重要

妊娠之后，大多数孕妈妈都会关注胎教，并且按照自己的方式对胎儿实施有益的胎教。但我敢肯定地说，如果在妊娠后才开始实施胎教，已经为时晚矣。早在妊娠之前，就要考虑如何才能生出身体健康、感情丰富、心理健全的宝宝，并为此制订一个翔实的计划。

为了生下优秀的宝宝，夫妻两人必须从妊娠前开始进行正确的思考，怀有正确的心态，保持正确的生活习惯，坚持正确的饮食和锻炼身体，为迎接宝宝这个"神赐予的礼物"做好准备。

胎教的真正目的绝不仅限于"生下健康聪明的宝宝"，它的意义还在于，通过妊娠这件人生大事让即将成为父母的男人和女人变得成熟。若要进行正确的胎教，准父母必须本身就是独立、成熟的人。为此，准父母们必须让自己平时的生活习惯和价值观向着积极向上的方向努力，这种努力也是让准父母们改变自身人生的一个契机。

有计划的妊娠是最初的胎教，同时也是最好的胎教。孕妈妈的情绪会给胎儿带来十分深刻的影响，而有计划、有准备的妊娠则可以稳定孕妈妈的情绪，从而给胎儿带来有利影响。如果孕妈妈心怀恐惧、愤怒、不平、不安等情绪，血液就会偏向酸性，从而破坏身体的均衡，有害健康。

如果孕妈妈的情绪状态不安定，肾上腺素和大脑中产生的有害物质就会通过胎盘进入到胎儿的血液中，给胎儿带来有害影响。只有孕妈妈的身体始终保持健康、均衡的状态，内心始终保持愉悦、平和，才能够生出身心都健康的宝宝。

准爸爸的胎教（父亲式胎教）

宝宝不是母亲一个人就可以创造出来的，所以由夫妻两人共同实施胎教也是理所应当的事。从决定要宝宝的那一刻开始，夫妻双方就应该用爱和责任意识来对待将要出生的小生命。

从计划要宝宝的那一刻开始，10个月的怀孕期间，夫妻两人必须把全部精力都倾注在宝宝的胎教上。丈夫为怀孕的妻子所做的积极的胎教对于妊娠、分娩以及正确合理的育儿，都是不可缺少的要素，这一点是不言而喻的。

若要得到一个优秀的宝宝，准爸爸就必须积极学习妊娠的有关知识，关心和了解孕妈妈在身体、心理和饮

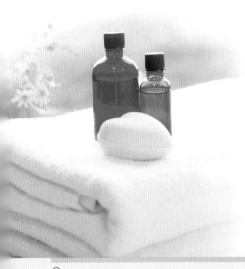

食习惯上的变化。和妻子一同做孕妇操也不失为一个好方法。既然已经知道人的根底是在胎内形成的，那么准爸爸就要持之以恒地和孕妈妈一同对腹内的宝宝讲话，向宝宝表达自己的爱，以便让其形成优秀的素养。相对来说，胎宝宝更喜欢爸爸低沉的声音。

在妊娠期间，孕妈妈会在心理上产生强烈的不安。因此，准爸爸应当怀着喜悦的心情来做家务等繁重的劳动，以免让孕妈妈感到疲劳。准爸爸还可以与孕妈妈一同散步，同时交谈有关宝宝的话题，这样孕妈妈的心态就会变得积极，感到自己正被包围在爱的氛围中。向孕妈妈和胎宝宝传达爱，这是父亲式胎教的最大意义所在。准爸爸的语言和行为可以缓解孕妈妈的不安和痛苦，帮助孕妈妈获得自信，让妊娠成为一个愉快的过程。因此，准爸爸每天都要拿出一点时间向妻子和宝宝表达自己的爱，这对准爸爸本身也有好处。

在最后的分娩时，准爸爸也可以同孕妈妈一同进入产房，把孕妈妈的不安和痛苦降到最低，并一同分享宝宝出生时的喜悦。

胎教的效果

1 胎教可以帮助孕妈妈消除对妊娠和分娩的恐惧与不安，对新生命产生敬畏之心，培养对妊娠、分娩和育儿的自信心。

2 最大限度地激发胎儿的潜力，使宝宝从胎儿时期起就建立起与父母之间的爱，从而增强父母和子女之间的亲情。

3 让孕妈妈保持健康的身心，使胎儿在身体、情绪和心理上健康、稳定地成长。

4 胎教会为宝宝的脑发育产生十分有利的影响。

5 胎教有助于顺产，使宝宝在有规律的松弛和收缩的分娩过程中，亲自感受到生命体"紧张与松弛""劳动与休息"的法则。胎教还可以让宝宝拥有外向、乐观、信赖他人的性格。

6 胎教能够为母乳喂养打好基础。新妈妈与宝宝通过母乳喂养而产生的身体接触会让宝宝情绪稳定，免疫系统得到强化。母乳喂养还可以刺激中枢神经系统，为宝宝大脑发育和一生的健康提供保障。

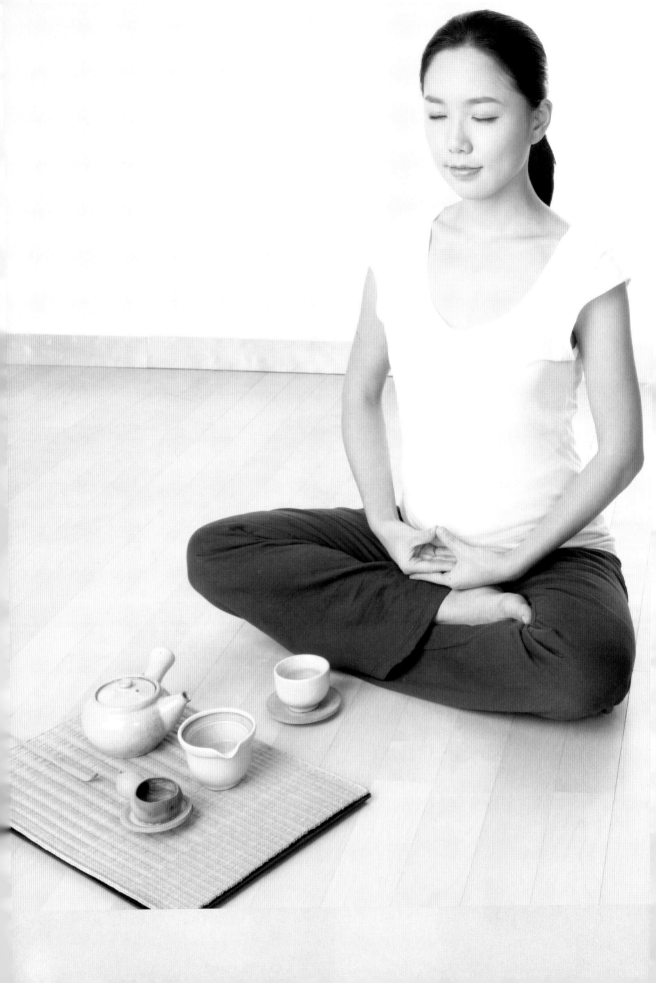

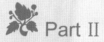

Part II

平稳心绪的呼吸和冥想，消除恐惧和不安

呼吸是一种极其重要的行为，通过吸气与呼气，可以为生命注入力量，对消除紧张、平静心神有显著的效果。孕妈妈通过呼吸和冥想，可以消除对分娩的恐惧和不安，产生自己有能力创造新生命的自信，同时获得心灵上的宁静与平和。冥想有助于孕妈妈生下情绪平和的宝宝，这也是一种十分重要的胎教法。

呼吸，将健康维持在最佳状态

世上没有不呼吸的生命。无论是植物还是动物，凡是有生命的物体，无时无刻不在呼吸。因此，即使没有下意识的努力，呼吸也会自动进行，所以似乎很少有人意识到呼吸的重要性。练习瑜伽时，需要练习多种呼吸法。在瑜伽的所有姿势中，呼吸都占有极大的比重。呼吸法本身就是一种独立的修炼法，可以作为修炼内心的有力手段。在做冥想练习和紧张与松弛练习时，恰当的呼吸法也是十分重要的。

关于呼吸法练习的提示

1 练习呼吸法时，最好排空肠道和膀胱，在空腹的状态下进行。

2 呼吸法练习结束30分钟后，方可食用简单的食物。

3 选择安静、没有噪声、通风良好、干净的场所，闭上眼睛进行练习。

4 做呼吸法练习时，需根据自己的身体状况量力而行，不可勉强。

5 有的呼吸法练习结束后，至少需要用完全休息姿势（摊尸式，参见第47页）安静地休息5～10分钟，充分放松身体与内心。

6 有眼疾（青光眼等）或耳疾（中耳炎等）的人不可在呼吸过程中闭气。

7 呼吸法练习结束后，不可立刻做瑜伽体式，要在1小时之后才能进行，因为做瑜伽体式时发生的身体移动很容易打乱本已镇静的神经。

8 做呼吸法练习时需闭目，以防止内心被外部事物所干扰。

正确的呼吸是健康的基础

儿童出于本能，可以进行正确的腹式呼吸，而大多数成年人在呼吸时却只使用了胸的上部，连肺容量的1/3都没有用到，呼吸完全没有效率。严重时，肺的使用量甚至还不到1/6。但实际上，即便是以这种方式呼吸，在日常生活中也不会感到有什么不适。然而，效率低下的呼吸会降低身体的机能，最终引起严重的疾病。

正确的呼吸可以强化心肺功能，具有按摩内脏器官的功效，同时还可以起到净化器官的作用。正确的呼吸还能提高排泄功能，有效预防和治疗痔疮，保持身体的温暖，维持正常的血压。

若要从平时随意的呼吸方式转变为正确的呼吸方式，需要一定的时间和努力。但如果坚持练习正确的呼吸法并形成习惯，就会让生活发生惊人的变化，让人享受到此前无法比拟的、健康高质的生活。

对孕妈妈尤为重要的正确呼吸法

普通人即使采用效率低下的呼吸方式，也不会立即感到不适。但对孕妈妈和胎宝宝来说，如果呼吸不能供给充分的氧气和养分，就是一个极其严重的问题。因为胎儿在成长过程中，身体和脑组织的发育需要更多的氧气和养分，同时会排出更多的废物和毒素。

到了妊娠末期，大多数孕妈妈们的体重和血液量都明显增加，庞大的子宫会一直膨胀到胸的下方，使孕妈妈的呼吸变得困难，并出现胸闷的症状。如果庞大的腹部压迫了呼吸肌，氧气就会供给不足，呼气时也无法顺利地将废物排出体外。这样一来，心肺功能就会变弱，呼吸能力显著下降，给胎儿带来不利影响。

为了自身和胎宝宝的健康，孕妈妈一定要进行正确呼吸。练习瑜伽时，呼吸以腹式呼吸为主。腹式呼吸是将注意力集中在腹部，用鼻吸气时腹部向外鼓起，再用鼻呼气时腹部向内收缩，按照吸气、屏息、呼气、屏息的顺序进行。

对孕妈妈而言，屏住呼吸、集中力量的行为本身就可以成为分娩时所需的力量之源。吸入的气可以向体内的肌肉和组织提供氧气，促进横膈膜运动，增强位于其下部的肝的功能，帮助肠蠕动，促进皮肤体液循环和血液循环，为神经和大脑供应丰富、干净的血液。呼出的气可以将体内的二氧化碳等废物和有害毒素排出体外，使胎儿的血液供给变得顺畅，有利于胎儿的大脑发育。

此外，正确的呼吸还可以净化心肺并强化其他内脏器官的功能，减少气喘、便秘、腹痛等症状。在心理方面，正确的呼吸有助于平静内心，释放压力，减轻分

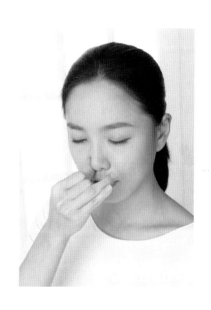

必须用鼻呼吸的理由

1 用鼻呼气时，口腔内会产生压力，通过肺形成反压，从而能更加容易地排出肺里的气体。

2 通过鼻吸入的空气在通过鼻腔时会带有适当的湿度，并在进入肺之前在咽喉等呼吸器官内升至37℃，所以不会伤害气管。

3 鼻腔内细小的鼻毛可以过滤掉空气中的灰尘和细菌。如果用嘴呼吸，就没有了防御机构，当细菌侵入时，扁桃体就成了首当其冲的"边卡"，因此容易发炎、肿大。

娩时的疼痛，帮助孕妈妈轻松实现自然分娩。生下宝宝后，正确的呼吸可提供充分的氧气，还可以使身体迅速康复。

胎儿的呼吸完全依赖于母体。如果坚持练习正确的呼吸法，呼吸就会日益变深，将孕妈妈和胎儿的健康维持在最佳状态。如果在准备分娩时做有规律的深呼吸，就可以让阵痛和松弛同呼吸和谐统一，使分娩更加迅速、轻松。

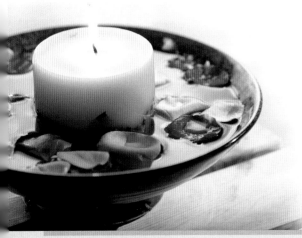

腹式呼吸法

腹式呼吸是利用腹部肌肉进行呼吸的呼吸法。这种呼吸法可以刺激横膈膜的上下移动，使肺部得到充分利用，更有效地排出肺里的空气。

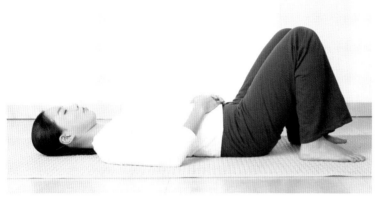

1 自然地仰卧在地面上，挺直腰背，放松颈部、肩部和胸部，下颌微收，闭上眼睛，两手放在下腹的肚脐处。

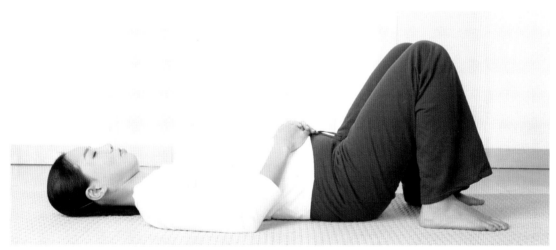

2 将注意力集中于下腹，用鼻孔缓慢而深长地吸气，使下腹膨胀。

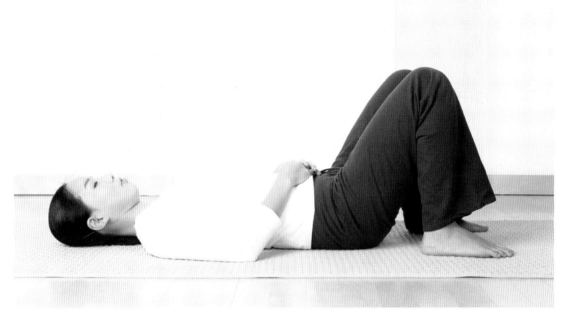

3 用鼻孔缓慢地呼气，让下腹自然地收缩。吸气和呼气的时间比例
为1：1。熟悉了1：1的呼吸之后，可练习在吸气和呼气的间隙中
屏住呼吸。

效果

- 增加体内的氧气，提高抵抗力，调节血压，促进消化。
- 深沉而有规律的呼吸有助于肌肉的放松，从而帮助孕妈妈减轻妊娠期间的疲劳
  感和分娩痛苦。
- 愉悦心情，使内心乐观、开朗。
- 保持腹部的弹性，增加肺活量。
- 在分娩前和分娩后做深呼吸可预防并发症。

注意事项

需适当调节呼吸的时间。做深呼吸时，只需按照个人节奏缓慢呼吸即可，若
吸气和呼气超出了自己的最大限度，就会导致头晕。如果呼吸的力度太强，
有腹部贴到后背上的感觉，则意味着呼吸方法不正确。

胜利呼吸法

胜利呼吸法在梵语为Ujjayi Pranayama，"Ujjayi"意为"喷发、膨胀、优越性、力量、征服、优胜、胜利、成功、制裁、遏制"，胜利呼吸法是一种像神气十足的征服者一样充分展开肺和胸的胸式呼吸法。

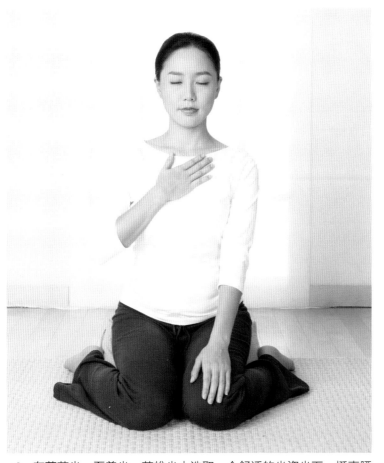

效果

- 为肺供给氧气、消除肌肉疼痛。
- 培养耐心，提高注意力。
- 镇定神经系统，为所有组织营造良好的状态。
- 增强甲状腺功能，对改善低血压、心脏病具有良好效果。
- 在孕期最后1个月，孕妈妈的呼吸将变得困难，练习该呼吸法对胎儿和孕妈妈都有好处。
- 对于高血压或冠状动脉疾病患者，在不屏住呼吸、仰卧姿势下进行胜利呼吸法是一种非常理想的选择。

注意事项

呼气时，一定要将肺里的空气完全排出。

1 在莲花坐、至善坐、英雄坐中选取一个舒适的坐姿坐下，挺直腰背，头略低，右手放在胸部，左臂伸直，放膝盖上。

2 用鼻腔缓慢而深长地呼气，再用鼻吸气，使氧气充满整个肺部，此时需注意不要让腹部鼓起来，而是采用收缩腹部的胸式呼吸，将左手放在胸部，右手放在腹部，感受整个腹部向脊柱靠近。吸气之后，屏息1~2秒。

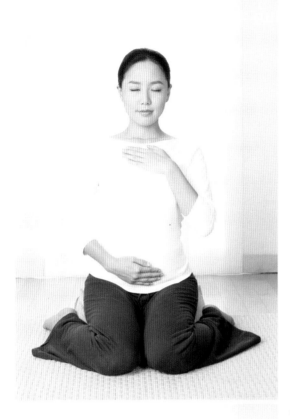

3 缓慢而稳定地呼气，直到将肺里的空气完全排出。重复缓慢而深长的吸气和呼气，结束后用完全休息姿势（摊尸式）放松。

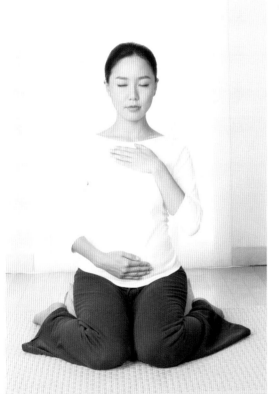

▌鼻孔交替呼吸法

鼻孔交替呼吸法通过用两个鼻孔交替呼吸，可以使体内的能量流动达到均衡的状态，并使神经得到刺激。这种呼吸法对稳定孕妈妈的情绪大有裨益。

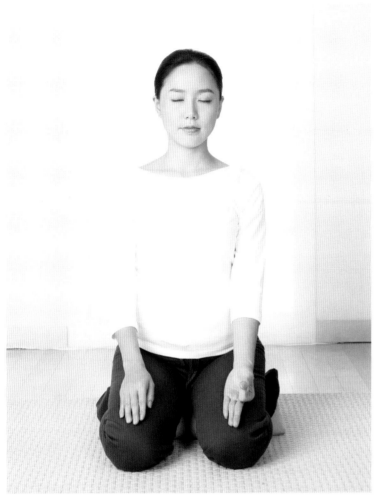

1 在莲花坐、简易坐和金刚坐中选择一个舒适的坐姿坐下，挺直腰背，闭上眼睛。

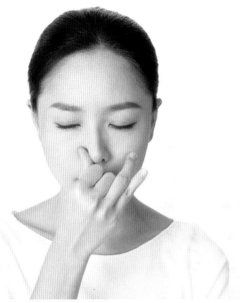

2 将肺里的空气完全呼出，然后右手食指和中指
向内弯曲，用大拇指堵住右鼻孔，用左鼻孔轻
轻地吸气。

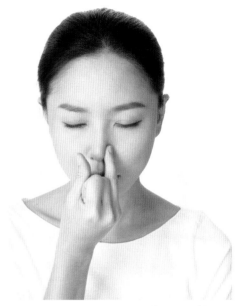

3 用右手无名指堵住左鼻孔，屏住呼吸，然后用
右鼻孔呼出全部空气。

效果

- 可以比普通呼吸向血液供给更多的氧气，增加活力。

- 可以使内心平静下来，缓解紧张情绪，提高意志力和注
  意力。

- 有助于治疗失眠。

- 缓解偏头痛。

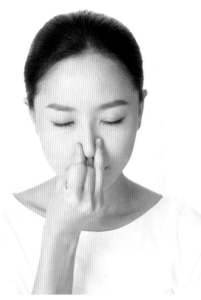

4 用右鼻孔轻轻地吸气，然后堵住两侧鼻孔，屏
住呼吸，再次用左鼻孔缓慢地呼气。开始时重
复两三次，然后逐渐将次数增加到5~10次。

完全呼吸法

用完全呼吸法呼吸时，肺部得到充分利用，不会感到紧张与不适。整个过程中都要用鼻呼吸，并在心中将肺分为上、中、下三部分。待内心完全平静时，尽可能深长地呼气和吸气。

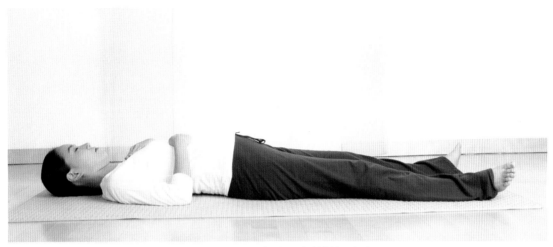

1 在坐姿、站姿和卧姿中选择一个最舒适的姿势，自然地挺直脊柱。选择仰卧姿势时，可以消除脊柱的紧张，并最大限度地伸展脊柱。

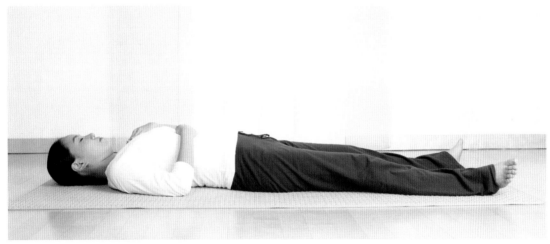

2 开始吸气，使横膈膜向下面的腹部移动，此时肺最下面的空间会充满空气，同时肺开始膨胀。继续吸气，感受空气充满肺的中间部分，同时胸廓变大。一直吸气到肺部没有空间容纳更多空气的时候，肺最上面的部分也会充满空气，胸的上部向两侧扩展。

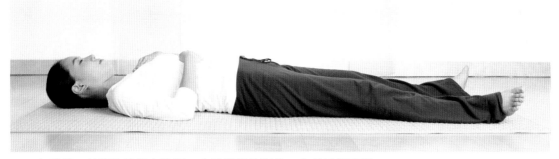

3 在坐姿、站姿和卧姿中选择一个最舒适的姿势，自然地挺直脊柱。在仰卧姿势下，可消除脊柱紧张，并最大限度地伸展脊柱。

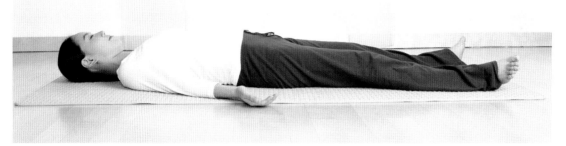

4 像平时一样自然地呼吸，放松身体，然后再做3~4次完全呼吸，最后用完全休息姿势（摊尸式）放松5~10分钟。

注意事项

1 在孕期最后1个月要减小呼吸的强度。

2 饭后3小时以后方可练习。

3 呼吸过程中，要关注哪些肌肉在动，这些肌肉会在分娩的娩出阶段起到推动胎儿的作用。

4 有意识地将空气充满肺的过程分为三个阶段，呼吸不能有停顿，要柔和地保持连续的呼吸。

5 吸气、屏息、呼气的时间比例为1:1:1，熟练之后可按照1:1:2的比例进行练习。

冥想，给胎儿最好的胎教

冥想通过观察内心的变化，使身体达到和谐的状态，并通过身体的动作，为心灵带来安定与平和。冥想是孕妈妈必不可少的修炼术。由于腹中的宝宝对母体情绪状态的反应比对任何事物都更加敏感，所以孕妈妈平和、安定的内心也就成了胎教的重要基础。就好比在心情不舒畅时，吃再好的食物也会食积一样，平和、幸福的内心才是胎教中最重要的因素。冥想不仅可以帮助孕妈妈远离对分娩的恐惧，还有助于产后的身体和心理恢复，同时还能让育儿变得简单轻松。

为心灵带来平和与安定的冥想

妊娠可谓是女人一生中最重要的事。妊娠之后，孕妈妈会对自己身体的变化怀有抗拒感，同时也容易对分娩产生恐惧心理。但是为了胎儿，也为了自己，孕妈妈必须始终保持心情舒畅、平和，远离恐惧和压力。这是胎教的基本，也是冥想之所以重要的原因所在。

所谓冥想，就是平息内心的波动，让思想变得单纯，感受思维静止的状态。冥想可以舒缓因各种杂念而变得杂乱的内心，从而获得心灵的觉悟和肉体的平静。冥想是持续不断地集中意识的结果，可以获得精神的宁静和觉悟。

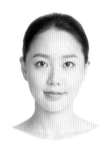

如果通过冥想获得精神的觉悟，就可以享受到幸福、平和、创造性的人生。如果从平和与喜悦中获得内在的力量和思想的自由，那么每天的日常生活就都会成为崭新的经历。冥想不是与生活相分离的，相反，它正是生活本身。生活即冥想，冥想即生活。冥想是营造和谐生活的有效手段，只有规律地、持之以恒地练习冥想，才能产生效果。

冥想的四个阶段

1 制感（Pratyahara）：控制对外部事物的感觉（控制五感的功能）。

2 凝念（Dharana）：精神集中。

3 静虑（Dhyana）：将精神集中的幅度扩展到禅的境界。

4 三昧（Samadhi）：超越个人意识，达到宇宙精神的超脱境界。

瑜伽和冥想给人的生活带来精神的觉悟、和谐和自然的秩序。如果在练习瑜伽体式时，动作和呼吸相一致，那么呼吸就可以成为进入冥想状态的途径。由此可见，瑜伽体式是改善呼吸的手段，而呼吸则是为了最终进入冥想状态而做的准备。

正确的体式和呼吸是冥想的基础

对初次准备练习冥想的人而言，只有用正确的姿势练习瑜伽体式，掌握正确的呼吸方法，并坚持不懈地练习，才能达到冥想的状态。冥想并不是只有坐着才能练习。无论在哪里、做什么，只要姿势正确，就可以获得心灵上的安定。练习冥想时，无论姿势是静止还是运动，都必须保持平稳的呼吸和清醒的意识。

尽管冥想在站姿、坐姿、卧姿下均可进行，但无论选择哪种姿势，都必须保持正确的姿势。对身体发生变化的孕妈妈们来说，坐姿是最舒适的冥想姿势。适于冥想的坐姿有莲花坐、半莲花坐、简易坐、至善坐、金刚坐、英雄坐、束角式等姿势。孕妈妈们不妨先尝试所有姿势，然后从中选择自己喜欢且适合自己的姿势并形成习惯。

在练习瑜伽体式和呼吸时，也要练习各种冥想方法，并从中找出适合自己的、令自己愉悦满意的、能消除紧张、平静内心的冥想方法，以进入冥想的状态。冥想练习最好坚持每天都坐下来做一两次，哪怕每次只有10分钟。

简单的胎教冥想法

孕妈妈在日常生活中的所有行动和思想都不得有杂念，必须怀着"将意识集中于现在这一瞬间进行冥想"的心态来生活。冥想是孕妈妈和胎宝宝进行情感交流的宝贵时间，而情感交流也是一种胎教。所谓冥想，就是不被自己的感情所干扰，在观察这种感情的同时，将注意力只集中于现在这一刻。孕妈妈们对自己和胎儿怀有很多思想，对周围环境也极为敏感，内心容易变得复杂。冥想就是像观察流淌的河水一样观察这些思想，而不让思想停止或变化，也不对其做出判断。孕妈妈只是去了解此时此刻自己和胎内的宝宝正在做什么，并将意识集中于此。下面介绍简单的胎教冥想方法。

❶ 尽量在清晨选定一个时间，安静地坐下。

❷ 充分放松整个身体的各个部位。

❸ 挺直腰背，双耳和双肩保持水平，收紧下巴，胸部挺起并展开。两手轻轻放在膝盖上，掌心向上。

❹ 放松肩部和颈部，闭上嘴，缓慢而深长地呼吸。闭上眼睛，观察自己的思想、欲望和感情的移动，同时将注意力集中在呼吸上。

❺ 让精神与呼吸合二为一，将思想只集中在腹中的宝宝身上，想象宝宝的模样，同时对宝宝说话，表达对宝宝的爱。

❻ 也可以在冥想音乐中练习冥想。

用心进行的胎教实践法

1 要始终保持平和的心态和安定的情绪。

2 用愉快、幸福的心态期待宝宝的降临，这样可提高胎儿的记忆力。

3 以积极的心态思考所有事情，只有这样才能预防流产，生下身心健康的宝宝。

4 以善心面对一切事情，让心情轻松、舒适，切勿积累压力。

5 在10个月的妊娠期间，每天以期待宝宝的激动心情对胎儿说话，以增加与宝宝的亲密感。

6 上述所有内容都可以通过冥想来实践。冥想可以缓解压力，对孕妈妈和胎儿都有好处。妊娠期间的冥想可以帮助孕妈妈消除消极思想、不安感和恐惧心理，让内心平静下来，让胎儿感到舒适。如果孕妈妈通过冥想培养注意力，则可以在整个孕期内将全部精力集中在腹中的宝宝身上，并能以积极的心态满怀自信地实现顺产的目标。

数息法

数息法有助于驱走内心的杂乱，使心灵静若止水，对提高注意力具有极其显著的效果。练习数息法时，重点不在于数字数得有多正确，而在于要努力将注意力集中在冥想上，努力感受内心的微妙变化。如果反复练习数息法，就会拥有不易动摇的、始终如一的、坚定刚强的内心。

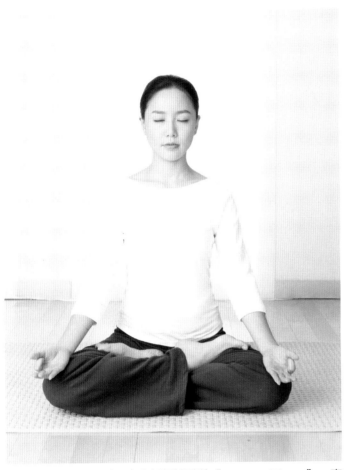

冥想的效果

1 可以让内心保持平和、均衡的状态。

2 可以为新陈代谢营造自然的秩序和均衡的状态。

3 能够增强内分泌系统机能，提高抵抗压力的能力。

4 有助于迅速消除疲劳，减少失眠，提高注意力。

5 通过冥想可让内心平静下来，获得精神上的安逸，可使身体得到净化，对皮肤美容有好处。

6 有助于活跃大脑机能，提高记忆力、判断力和创造力。

7 可以使人始终保持自信，以肯定的心态面对一切事情。

吸气之后，在呼气时，心中缓慢地默数"一、二、三……"，直到数到"十"为止。然后再倒过来，从"九、八、七……"一直数到"一"。数数时，注意力要集中在数的数字上。呼气时，要有意识地收缩肛门，待吸气时再放松。

曼特拉语音冥想

曼特拉语音冥想是通过声音进行冥想。曼特拉意为"神圣或神秘的声音、音节或词语"，它具有特定的声音振动与能量，可以指代多个梵语词语。在这个特定的梵语词语中，蕴含着神圣而强大的能量。如果反复默念这个神圣的词语，它就会在人的意识中行使神圣的影响力，使人获得它的能量。

最常见的曼特拉语音冥想是由"A–U–M"三个音节组成的"噢姆（AUM）"。在"噢姆"这个语音中，包含了"万物的创始—持久的现在—宇宙的消亡"或者"生命的诞生—生命的持续—生命的终结"三个过程，这是一个神圣的声音。

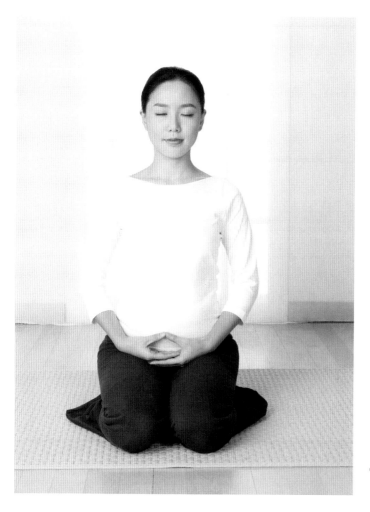

1 选择舒适的瑜伽坐姿坐好，挺直脊柱，闭上眼睛，自然地呼吸。

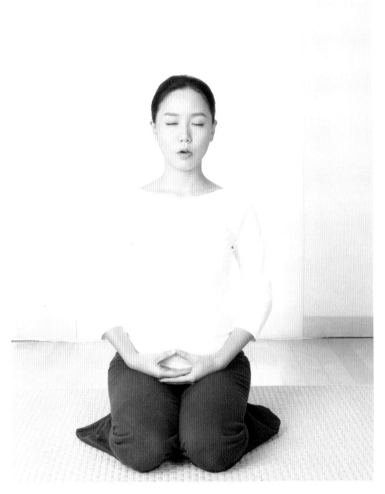

2 按照呼吸的节奏，用平时
说话的语速安静地反复吟
唱"A-U-M"，并将注意力
集中在"噢姆"唱颂上。

1 最开始应高声唱颂，自己必须能
听到自己发出的声音。如果将
"A-U-M"印刻在记忆里，曼特
拉的振动就会深入心灵深处，使
内心最终达到平静的状态。曼特
拉特有的波长和能量会产生微妙
的作用，可使人获得身体、内心
和意识的均衡。

2 若要完全缓解紧张，也可以选择
无意义的词语或声音。声音越短
越好，既可以选择能够深入自己
内心的词语或声音，也可以选择
具有积极意义的词语或句子。

▎静心冥想

　　静心冥想则是将视线集中于一点的冥想法，它也是瑜伽传统冥想修炼中最广为人知的优秀冥想法之一。视线集中的对象通常是烛光、花，或者包含神圣或宗教意义的象征物，也可以在纸上画一个硬币大小的点，贴在墙上用来凝视。练习静心冥想时，不能眨眼睛，眼球也不能移动，要始终将视线集中在比较小的物体上，然后闭上眼睛，在脑海中浮现刚才凝视的物体。凝视的目标需与眼同高，并位于距离眼睛1米左右的位置上。凝视时不能紧张，并且需持续1分钟左右，在这个过程中不能闭眼，视线要始终集中在凝视的对象上，但不要发呆。接下来介绍对孕妈妈安全、有效的烛光冥想法。

烛光冥想法

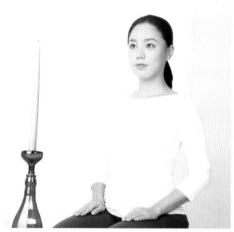 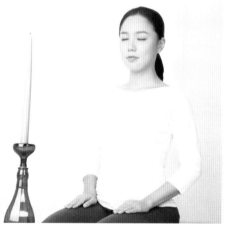

1　选择舒适的瑜伽坐姿坐好，挺直腰背。尽量保持该姿势不动，闭上眼睛，使身体完全放松。睁开眼睛，自然、平稳地呼吸，将注意力集中在烛光上，用平和的心态凝视。

2　如果感到眼睛疲惫，可微闭眼睛，在脑海中描绘烛光的模样，并将意识集中在脑海中的烛光上。若注意力不集中，有其他意念闪入，则需睁开眼睛，再次凝视烛光，并将注意力集中在冥想上。这个过程可以重复练习。

呼吸和冥想的姿势

以下姿势可以帮助瑜伽练习者练习和掌握正确的呼吸法。练习冥想时，也可采用这些姿势。由于冥想需要在长时间内保持一种姿势不动，所以一定要选择最适合自己的姿势。如果做莲花坐比较困难，也可以选择半莲花坐等比较容易的姿势。

正确的姿势可以保持身体的均衡，促进肌肉活动，保持良好的体形。需要牢记的是，孕妈妈不必要的紧张与压力是影响姿势的头号敌人。在练习冥想与呼吸的时候，姿势是否舒适、是否能保持长久，都与身体的反射作用有着紧密的联系。大脑与耳朵、眼睛、肌肉等身体的特定部位相连，因而身体受到的刺激会传递给大脑，大脑受到刺激后会再次将刺激传递到身体的各个部位，引起反射。

在练习冥想与呼吸时，如果姿势稳定，就可以通过长时间深长而有规律的呼吸帮助肌肉松弛。通过建立在这种调息基础上的冥想，可以得到强大的精神能量，血液循环也会变得畅通无阻。

即便是普通人，不良姿势也可能导致衰老或其他健康方面的异常，而对孕妈妈而言，不良姿势带来的影响更是无须多言。孕妈妈必须选择一个正确、舒适的姿势，通过呼吸增强胎儿的生命力，通过冥想抚慰心灵，获得内心的平和与醒悟，体验将要出生的宝宝和自己的身心变得健康的过程。

简易坐

简易坐是所有人都可以轻松、舒适坐下的姿势，也叫"盘腿坐"，这个姿势也是所有呼吸练习中最基础的姿势。

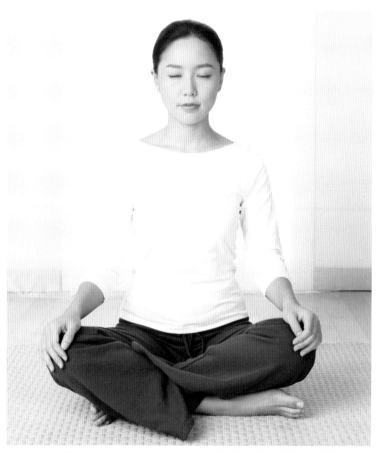

✛✛ 效果

- 提高骨盆底肌肉的柔韧性，尤其适合孕妈妈练习，白天要尽可能经常练习。

- 有助于学习端正的坐姿。

两腿交叉而坐。头、颈、躯干挺直，双肩自然下垂，两手放在膝盖上，深长而有规律地呼吸。交换两腿位置，并重复这个动作。

莲花坐

莲花坐即结跏趺坐。在瑜伽中，莲花是创造的象征。莲花坐是最重要、最有用的瑜伽体式之一。

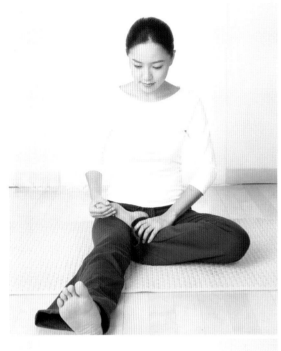

1 弯曲左腿，将左脚放到右大腿上，脚跟贴近腹部。再弯曲右腿，同左腿一样，将右脚放到左大腿上，脚跟贴近腹部。

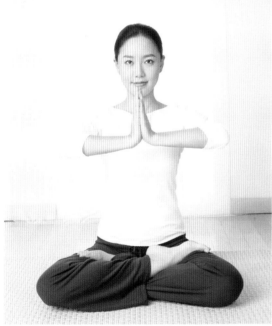

2 挺直颈、肩、腰、背，扩展胸部，双肩向后打开，双手在胸前合十。交换两腿位置，并重复这个练习，使两腿得到均衡的锻炼。

效果

- 有利于改善膝盖和脚踝僵硬的状况。
- 做莲花坐时，血液在腰部和腹部循环，因而对脊柱和腹部器官有好处。
- 缓解疲劳，增添活力。
- 促进大脑活动，使头脑变得清醒。

注意事项

盘腿时要量力而行，不可勉强。为了保持腰脊挺直，肛门不能完全贴在地上。两脚掌心向上，脚跟靠近腹部。

半莲花坐

如果不能用两脚盘成莲花坐，也可以只将一只脚放在大腿上，即"半莲花坐"。半莲花坐适合做莲花坐困难的人练习。

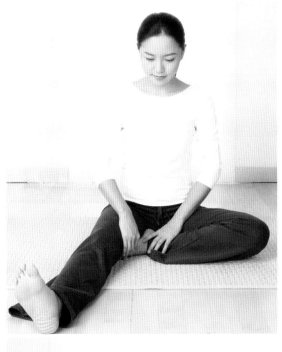

1 右腿伸直，弯曲左腿，将左脚抵在右大腿最上侧的下面。

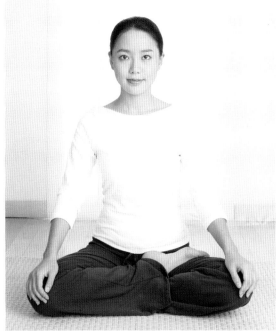

2 再将右脚放到左大腿上，脚跟紧贴在腹部。双膝着地，脊柱挺直。两手放在膝盖上，掌心向下。双肩放松，自然下垂。交换两腿位置，并重复这个练习。

效果

- 柔韧骨盆、腿关节和肌肉。

- 矫正不良姿势。

- 消除腰部疼痛。

注意事项

膝盖软骨受伤时不得做该姿势。

至善坐

至善坐又称"吉祥坐"，可促进骨盆区域的血液循环，缓解膝关节的僵硬。

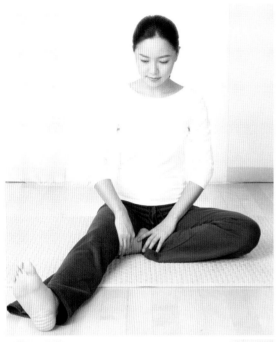

1 弯曲左腿，左脚跟顶在会阴处，脚掌紧贴右
大腿内侧。

效果

- 有利于骨盆部位的健康。
- 至善坐是最能让身心舒适、放松的坐姿。
- 柔韧膝盖和脚踝。
- 促进腰部和腹部的血液流通，为脊柱底部和腹部器官营造良好的状态。

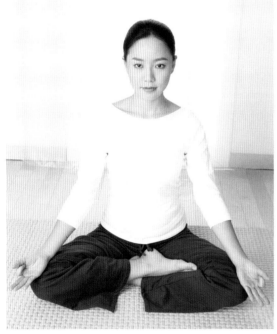

2 弯曲右腿，将右脚放在左脚踝上，右脚跟抵
于耻骨处，右脚跟和左脚跟尽量保持在一条
直线上。

注意事项

1 右脚掌需放在左腿的大腿和小腿之间。

2 身体不能压在脚跟上。

3 两手分别放在膝盖上，掌心向上，拇指扣住食指，其余三指展开。

4 背、颈、头都要挺直，视线朝向内心，好像凝视鼻尖一样，尽可能长久地保持该姿势。

5 把腿伸开，放松片刻后，交换两腿位置，重复上述动作。

跪坐式

　　跪坐式又称静坐、金刚坐、雷电坐。如果掌握了正确的姿势，就会舒适地做出该姿势，即使坐上几小时也不会感到疲倦，上身也不会倾斜。这种坐姿适合于脊柱严重变形、做莲花坐时腰部或腿部疼痛的人。

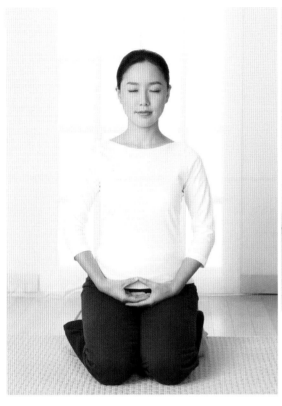 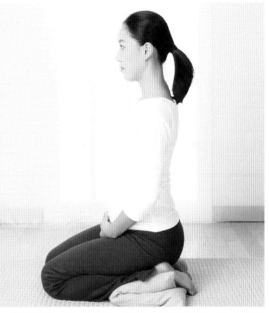

双膝并拢，跪坐于地，双肩自然地下垂，整个脚背贴在地面上，头、颈、背挺直成一条直线。将右手掌放在左手掌上，两手拇指相接触，将两手放在大腿上。

❀ 效果

- 强化骨盆和脊柱。

- 使头脑清醒，内心平静。

- 促进消化。

- 预防泌尿系统疾病。

- 促进血液循环，刺激大腿神经，拉伸大腿上部的肌肉。

- 柔韧膝关节和踝关节。

注意事项

1 静脉曲张患者不宜练习该姿势。　　2 孕妈妈们最好坐在垫子上练习。

▌英雄坐

英雄坐可扩张胸部和肺部，伸展大腿内侧肌肉和膝盖韧带。

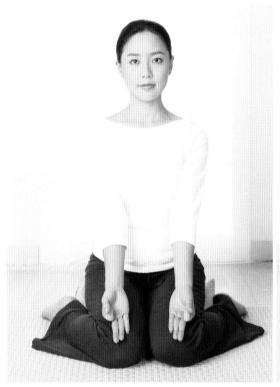 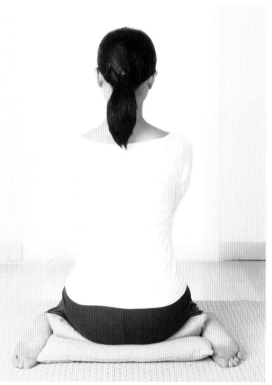

1 跪坐，双膝靠拢，两脚分开约45厘米，两手腕放在膝盖上，掌心向上，拇指和食指相接成环状，其余三指伸直（也可以将两手并排放在膝盖上）。

2 臀部着地，左右腿稍微向外张开，但身体不能放在脚上。如果臀部不能着地，可以坐在叠起来的毯子或坐垫上，后背要挺直。

注意事项

展开膝盖时，不应有疼痛感。如果感到疼痛，则需停止做该姿势，或者在臀部下面垫上毯子。若感到脚踝僵硬，可以把毯子或毛巾卷起来垫在踝关节下面。

❀ **效果**

- 治疗膝关节风湿痛。

- 有利于治疗扁平足。通过伸展脚踝和脚，脚掌可形成正常的足弓。

- 该姿势可以在饭后立即练习，有助于减轻胃的膨胀感。

- 可促进腿部的血液循环，消除下肢的浮肿与疲劳。

束角式

束角式是印度修鞋工在工作时采用的坐姿，对泌尿系统很有好处。据说，整天都用束角式坐姿工作的印度修鞋工们几乎没有泌尿系统疾病，因而更增加了这种坐姿的名气。

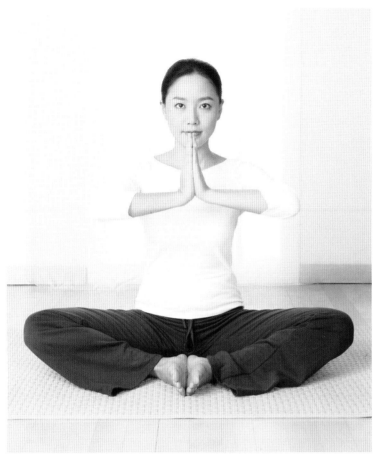

效果

- 可以提高骨盆的开闭能力，使骨盆变得更加柔韧，同时还能消除骨盆间隙中的废物，改善血液循环。
- 促进雌激素分泌，对治疗不孕症、痛经、更年期综合征具有良好的效果。
- 如果孕妈妈每天练习该姿势，可以让自然分娩变得更加容易。

注意事项

如果腿和腰关节比较僵硬，也不必刻意让两脚贴近会阴处，只要摆出舒适的姿势即可，切莫超出自己的限度，避免让关节感到疼痛。

坐在地面上，两腿向前伸开，两脚掌相对，双手十指交叉，将两脚跟尽力拉向会阴处，双膝着地，脊柱挺直，视线朝向远处的正前方或者看鼻尖。两手在胸前合十，以便练习冥想或呼吸。

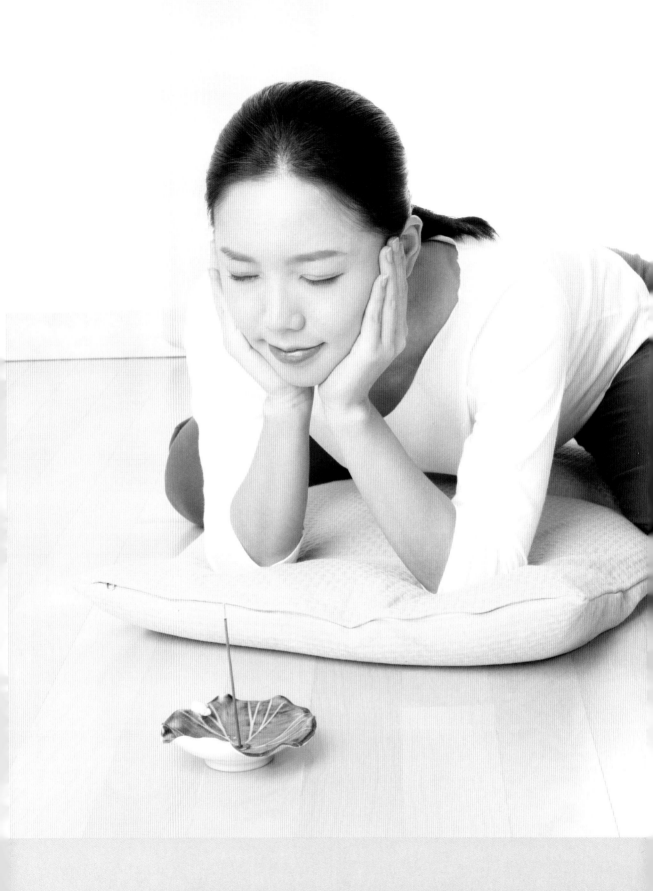

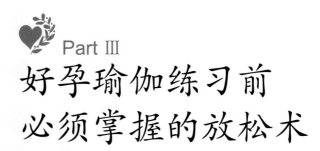

Part III
好孕瑜伽练习前
必须掌握的放松术

正确的姿势是瑜伽的基本要求。如果平时的姿势不正确，妊娠时就会受到较大的影响。孕妈妈们不仅要通过练习瑜伽来矫正姿势，还要学会能让自己和宝宝舒适、幸福地休息的放松术。祛风系列和敲打全身运动是练习瑜伽之前一定要做的准备活动。

正确的姿势和放松姿势

日常的生活习惯和休息习惯影响着我们身体的均衡，这与瑜伽的基本要求也是一脉相通的。如果因为平时错误的姿势丧失了身体的平衡，可以通过练习瑜伽体式来纠正，在专注于一个动作之后进行放松，也可以为缓解压力带来莫大的帮助。

孕妈妈为了让身体保持平衡，往往把肚子向前挺。但在这种姿势下，随着肚子逐渐增大，身体重心会向前移动，导致脊柱弯曲，腰也变得不稳定，同时给骨盆带来很大负担。为了避免这一状况，孕妈妈必须格外注意保持正确的站姿和坐姿。放松姿势可以穿插在多个瑜伽体式之间，也可以在瑜伽练习开始或结束时应用。做放松姿势可以消除紧张、平稳呼吸，为身体供给能量，促进排泄。

正确的姿势是瑜伽的基本要求

所谓正确的姿势，是指舒适、美观、自然的姿势。如果心情忧郁，消极的情感就会传递给身体，使姿势变得不雅观。相反，如果心情愉悦，充满活力，腰和肩就会舒展开来，表情也变得明朗，充满生机。

姿势是人类基本的身体语言，深受情感的影响，所以孕妈妈们为了自己和腹中的宝宝，必须保持优美的姿势。正确的姿势要求腰背挺直，双耳和双肩保持水平，呼吸缓慢、深沉、有力。保持正确的姿势，你就会拥有让身体安逸、内心安定的力量。

自然优美的姿势是全身均衡的表现。即便以往的姿势都是错误的，只要通过瑜伽姿势来放松，也可以立即让你的姿势变得优美动人起来。瑜伽的基础是均衡，其重点不在于瑜伽动作做得有多么标准，而是在于对一个动作有多专注，以及身体在受到充分的刺激后能否感受到彻底的放松。

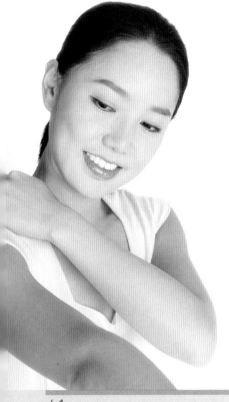

练习孕妇瑜伽可以矫正错误的姿势和不优美的体形，找回全身的均衡，使全身均匀地发挥自己的功能。需要注意的是，不必要的紧张和压力是优美姿势的天敌。

影响姿势的因素有很多，如情绪状态、平时习惯、肌肉力量、关节状态、鞋等。尤其是鞋，它对于姿势矫正的重要性绝对不容忽视。高跟鞋会让骨盆和身体重心前倾，使脊柱弯曲，并牵拉膝关节。即使不穿高跟鞋，孕妈妈的身体重心也会前移，如果再穿上高跟鞋，身体就要承担过重的负荷。因此，孕妈妈最好从妊娠初期就开始穿鞋跟较矮的鞋。舒适、牢固的鞋还可以对孕妈妈的性格产生影响，不仅能让孕妈妈拥有轻松安逸的心态，还能让其走路的姿态变得优美动人。

放松是使人进入深沉而彻底的休息状态，它与静止不动在根本上是不同的。放松不是干躺着休息，什么也不做，而是指不进行任何行动，就像睡觉一样。

放松是人类必不可少的活动。当肌肉过度疲劳或心理受到压力时，我们的身体就会紧张，同时释放肾上腺素、去甲肾上腺素、皮质醇等压力激素。这些激素会降低人的免疫力，诱发心血管疾病，甚至可以通过胎盘将压力传给胎儿。不仅是妊娠期间，在分娩时乃至分娩后，压力都会给人带来巨大的影响。在身体和心理上积累的紧张会在不知不觉中形成习惯，扎根在我们的意识深处。即使是在放松时，肌肉也会经常处于紧张状态。

在孕期最后1个月，胎儿已经长得很大，孕妈妈可以明显感到胎儿在子宫内的活动。在这段时间里，有规律地练习放松法特别重要。在孕妈妈身体疲惫和肌肉僵硬的影响下，子宫里的胎儿在夜晚最为不安。如果孕妈妈经常练习瑜伽放松法，就可以减少这些问题。

放松的准备

1 刚练习完各种瑜伽动作时，是放松的最佳时间。

2 当瑜伽体式练习全部结束、进入放松阶段时，要缓慢、轻柔地进行。

3 采用能让身体完全放松的姿势。

4 放松时，身体的任何一个部位都不能受到压迫，只有这样才能实现真正的放松。

5 可以根据自己的身体状态、妊娠月份和自身能力选择各种放松姿势。卧姿是最好的姿势，仰卧、俯卧、侧卧均可。

6 根据周围的环境选择舒适的衣着。

7 可以借助有适当弹性的、柔软的靠垫、坐垫、枕头等物品。

练习瑜伽体式、呼吸和冥想，可以逐渐放松紧张的肌肉，让身心变得舒适和谐，同时使人远离日常生活中的疲劳和压力，还能消除头痛、偏头痛、失眠、记忆力低下等症状。

放松的两种方法

放松可分为被动性放松和主动性放松。被动性放松不拘泥于浮现出来的想法，也没有明确目标，只是通过观察自己，被动地逐渐消除身体的紧张。被动性放松的方法如下：

❶ 反复吟诵简单的词语。
❷ 听无意义的声音。
❸ 想象平和的场景。
❹ 听音乐。
❺ 将注意力集中在自己的呼吸上。

主动性放松是通过有意识地、持续地刺激身体的某一部分来消除紧张的放松方式。颈部发酸时转动颈部、肩膀酸痛时转动手臂等都属于主动性放松的范畴。平时如果了解自己身体的哪一部分比较紧张，并专门做放松该部位的训练，不仅能提高身体机能，还能起到预防、缓解压力和紧张的作用。因此，如果孕妈妈练习正确的姿势和有意识地放松，不仅可以保持妊娠期间的健康，还有助于实现成功的分娩和迅速的产后恢复。

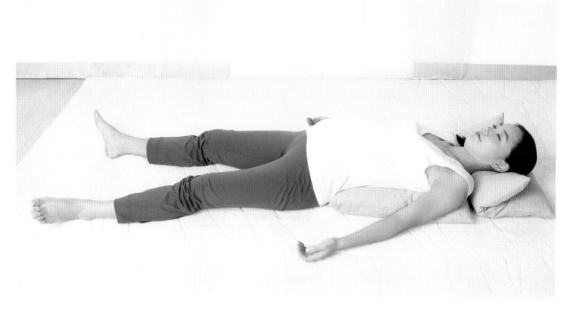

主动性放松的做法

1 以完全休息姿势（摊尸式）舒适地仰卧在地面上，也可以在身体
   下面垫上坐垫。闭上眼睛，将注意力集中在自己的呼吸上。有规律
   地、缓慢而深长地做腹式呼吸。

2 有意识地、轻柔地检查手、脚、肘、肩、大腿、臀部、膝盖、脚踝
   等身体各部位的状态。

3 保持身体不动，按照脚趾、脚、脚踝、小腿、膝盖、大腿、臀部、
   骨盆、腹部、腰部、胸部、后背、手、手腕、小臂、手肘、肩部、
   颈部、头部的顺序，由下至上依次缓慢地放松。

4 保持从容的表情和平静的呼吸。

5 将注意力集中在面部的各部位，按照下颌、嘴、舌头、眼睛、眼
   眉、前额、太阳穴的顺序放松整个面部，放松的同时要在心里意识
   到这种放松。

6 随着身体完全放松下来，身体重心落在地面上，可以感受到身体仿
   佛沉到地面上的感觉。有规律而深长地呼吸，并将注意力集中在自
   己的呼吸上。

7 放松结束后，左右摇晃头，轻轻地左右抖动手、手臂和腿，然后伸
   展手臂、腿等整个身体，站起身来。

山式站姿

　　山式站姿就是指像山一样坚固、宁静、端正的站姿。山式站姿是站姿体式的基础，理想的山式站姿是将两臂在头顶伸直。

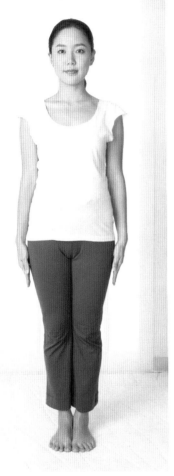

1 两脚并拢站立，将体重均匀分担在两脚上。两脚的脚跟和大脚趾应相互接触，整个脚掌都压在地面上，身体重心放在脚的前部。

2 双臂在身体两侧放下，掌心向内展开，后背和颈部挺直，肩向后打开，骨盆向内收。

3 缓慢而深长地呼吸，呼气时收紧肛门。

4 放松面部，保持自然的表情，放松下巴和颈部，在将意识集中到内心的同时，想象自己像一座大山一样高高矗立。

5 仔细检查是否存在紧张或不均衡的部位，同时保持自然的呼吸。

6 如果姿势正确，从头到踝骨就会呈一条直线，与地面垂直。

7 将大部分体重落在脚前部，用整个脚掌走少量路。

8 挺直后背，自然摆动手臂，深长而有规律地呼吸。

效果

- 减轻浮肿，缓解小腿肚和脚踝疼痛。
- 刺激血液循环，提高身体的平衡感和注意力。
- 维持正常的消化功能。

> **注意事项**
> 孕妈妈不宜长久站立，否则会引起肌肉疲劳和紧张，使血液循环变差。

坐姿

与卧姿和站姿相比，坐着的时间明显要多很多，因而正确、舒适的坐姿更加重要。坐在椅子上时，椅背要足够长，以便可以支撑住后背。如果椅子腿短，臀部就会下沉，膝盖向上提升，对身体不利。尤其对于孕妈妈，如果坐在腿短的椅子上，膝盖就会压迫腹部，不利于胎儿的发育，因而要避免膝盖高于臀部。

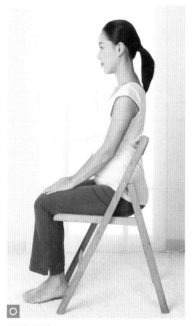

正确做法

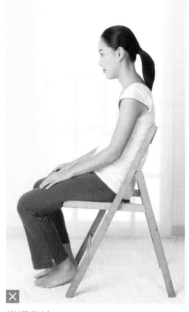

错误做法

效果

- 减轻孕妈妈的背部疼痛，帮助孕妈妈进行有效率的呼吸。

注意事项

1 肩膀展开，双肩和臀部连成的平面要与地面垂直。

2 将头保持在身体中轴线上，下颌摆正。

3 身体的重量要均匀分散在下身的骨骼上。

正确做法

1 坐在牢固的椅子上，臀部尽量向后靠，挺直后背，大腿与地面平行，双膝和双脚自然分开。

2 双手轻轻地放在膝盖上。

3 深长地吸气，让腹部鼓起来，胸廓肌肉膨胀，感受胸的上部仿佛被提起的感觉。

4 放松肌肉，挺直后背和颈后部，舒适地端坐，下颌向内收。

5 呼气，自然地回到起始状态。

6 自然地呼吸，消除全身的紧张。

错误做法

1 臀部没有尽量向后靠，只是粗略地搭在椅子上。

2 后背和肩弯曲，腹部受到压迫，不利于呼吸。

3 低头或下颌向前伸。

4 脚没有着地，导致腿部肌肉紧张。

5 弯曲的坐姿会使身体处于持续紧张中并变得僵硬，背部也会产生疼痛感。

6 错误的姿势可加速脊柱的老化和衰退速度，减小骨骼密度，降低消化功能，使人容易感到疲倦无力。

▌完全休息姿势

　　完全休息姿势又称摊尸式，这一姿势的目的就是让人变成像尸体一样。当失去生命时，肉体便没有了动作，变得宁静。完全休息姿势就是让人在完全的意识中，通过一段时间的动作静止和内心平静，完全彻底地放松身体。这个姿势能为身体和心灵带来平和与放松，可在练习其他瑜伽体式的间隙或在一套瑜伽动作的开始或结束时练习。

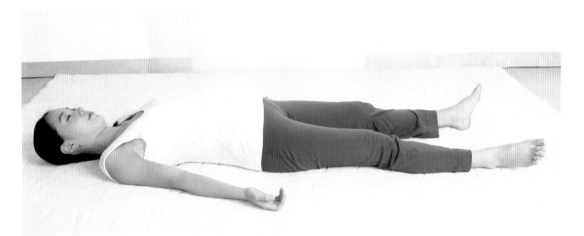

仰卧，两臂离开身体少许距离，平放在地面上，掌心向上，后背紧贴地面，闭上眼睛，将注意力集中在放松上。首先感觉脚、手、头部变得沉重，继而这种感觉扩展到全身。两腿自然分开，放松力量，踝骨外侧朝向地面。放松手，使手指略微弯曲。放松下颌，不要咬紧牙，舌头放松，眼球也保持静止。一开始时做深呼吸，然后渐渐转变为缓慢而细长的呼吸，彻底消除紧张。

注意事项

1 对于初学者，练习时间不宜超过10分钟，以免睡着。

2 身体不得有任何动作。

3 内心需随着呼吸的节奏始终保持清醒。

✿ 效果

- 可以消除做其他瑜伽体式时产生的疲劳，并让内心平静下来。

- 可舒适地放松神经和肌肉。

- 该姿势是减轻压力的最佳手段。

- 可以补充能量。

- 可保持正常的血压。

▌仰卧放松姿势 I

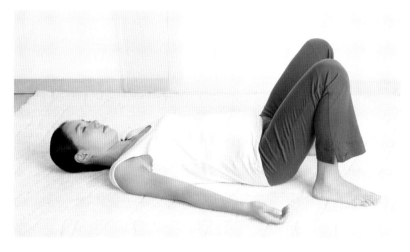

仰卧，后背贴地，两脚平放在地面上，两腿弯曲，立起膝盖，并将两腿分开至与肩同宽，两臂自然地平放在身体两侧，掌心向上，闭上眼睛，自然平和地呼吸。

❀ 效果

- 孕妈妈的错误姿势会导致后背下部弯曲，这个姿势通过让后背贴在地面上，可减轻对上面的压力。

▌仰卧放松姿势 II

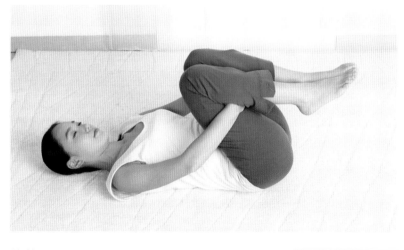

仰卧，后背贴地，两腿弯曲，双膝贴近胸部，两手自然地放在膝盖上或从后面抱住大腿。两臂上部着地，完全放松手臂、颈部和后背，闭上眼睛，舒适地呼吸。

❀ 效果

- 可减轻对后背下部和腹部的压迫，柔韧臀部和骨盆。
- 有利于练习呼吸法，在分娩时也可以用到。

注意事项

1 双腿不可紧闭，保持自然的分开状态。
2 练习时，可以在颈部垫块毛巾，膝盖下方放抱枕，这样就可以不用拉膝盖。
3 孕中期、孕晚期禁做这个动作。

仰卧放松姿势Ⅲ

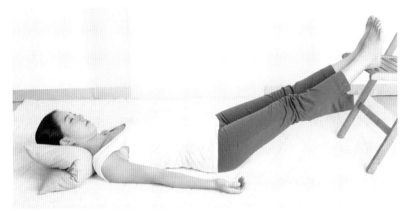

仰卧，在头下面垫一个枕头或靠垫，后背紧贴地面，将两腿抬到椅子上（也可以靠在墙壁上），两臂平放在身体两侧，掌心向上，闭上眼睛，舒适而有规律地呼吸。

✿ 效果

- 由于把腿放在了比心脏高的地方，可促进血液循环，消除脚和腿的疲劳，防止双腿麻木。

注意事项

如果腿和地面的夹角超过45度，虽然有利于腿部的血液通过静脉回到心脏，但从心脏流出的血液却难以上升到脚尖，因此反而会对血液循环带来不利影响。

侧卧放松姿势

侧卧放松姿势可以最大限度地放松身心，尤其适合孕妈妈使用。

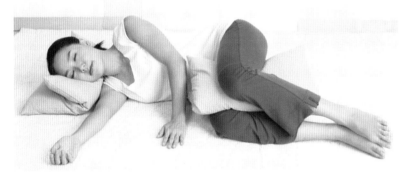

侧卧，在头下面垫上枕头或靠垫，两腿之间也夹上枕头或靠垫。

✿ 效果

- 在妊娠期间和分娩初期练习该姿势，可使孕妈妈彻底放松身体。这个姿势不会让子宫的重量压迫脊柱，也不会妨碍血液流通，关节也会变得柔韧，有助于分娩初期胎儿进入子宫口。

注意事项

最好弯曲手臂和腿，并将身体转向右侧，以免压迫心脏和胃肠。尤其是在妊娠末期，由于子宫变得大而沉重，如果采取仰卧姿势，就会压迫腹部的血管，会减少子宫收缩运动和胎儿的心脏搏动。

俯卧放松姿势

俯卧姿势可以用来放松，尤其在产后，这个姿势是非常有益，也是非常必要的。只是必须在小腹和臀部下面垫上枕头或靠垫。产后每天都要练习这个姿势，每次练习时间至少1小时。

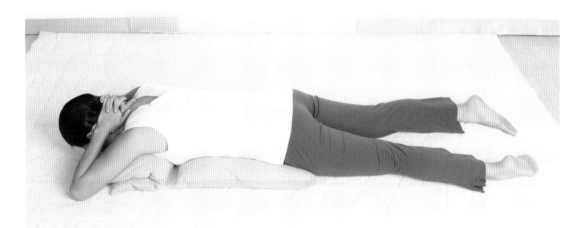

俯卧在地面上，前额着地（也可以将头转向侧面），脚趾朝向内侧，脚背贴于地面，两脚稍微分开，两腿放松，两手十指交叉放于颈后，两臂放松（也可以弯曲手臂，把两手叠在一起，再将脸颊或额头垫在手背上），深长而有规律地呼吸。

⁙ 效果

- 可减轻背部的拉伸程度，腹部肌肉也变得舒适。
- 有利于放松身体。
- 可减轻产后会阴部缝合处的疼痛。
- 有助于产后子宫和骨盆内的器官回到正常的位置。

注意事项

1 腹部下面要垫上靠垫或枕头，必要时肩部下面也要垫上垫枕。

2 在分娩后的头几天，最好在腹部和臀部下面垫两个靠垫（或坐垫和枕头），这样可以让骨盆弯曲，有助于子宫保持以前的前屈状态。

3 将注意力集中在自己的呼吸上，关注横膈膜的上下移动。

半俯卧放松姿势

半俯卧放松姿势是在侧卧放松姿势的基础上进一步俯卧2/3左右，也叫婴儿式。这个姿势适于放松或睡觉。怀孕时，不要做这个动作，产后可以练习，有利于身体的恢复。

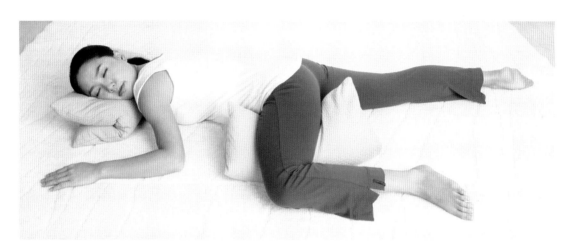

侧卧在地面上，手臂的整个前面着地，一只手臂弯成直角，放在与头相近的位置，另一只手臂放在背后。屈肘一侧的腿弯成直角，另一侧腿伸直。必要时，可在弯曲的腿下面和头的下面垫上靠垫或枕头。闭上眼睛，自由舒适地呼吸。

屈膝俯卧放松姿势 I

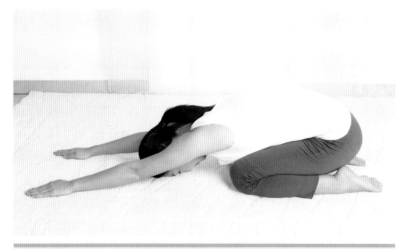

两腿弯曲跪于地面，上身前屈，前额着地，两臂向头顶伸直，手背向上。闭上眼睛，放松下巴、颈部、肩部、手臂、手，两腿分开（如果是产后，则不必分开），自由舒适地呼吸。由于身体前屈，所以能够自然地进行腹式呼吸。

注意事项

练习时，双膝要尽量分开，给腹部留出足够的空间。练习时间不宜太久。

屈膝俯卧放松姿势 II

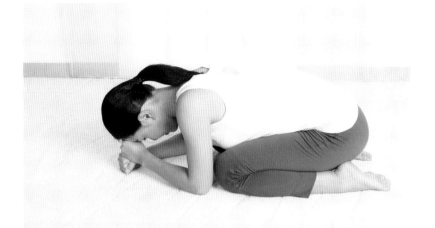

两腿弯曲跪于地面，上身前屈，两手轻握拳，并将两拳叠放在一起，头放在拳上，两脚分开（在妊娠中期分开较小的幅度，末期分开的幅度更大一些，以免让日渐膨胀的腹部受到压迫），自由舒适地呼吸。

屈膝俯卧放松姿势III

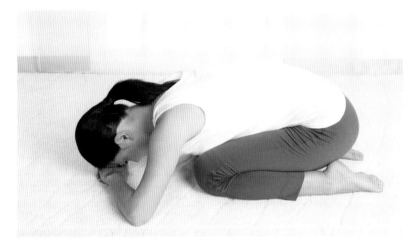

两腿弯曲跪于地面，上身前屈，一手叠放在另一只手上，前额贴在上面的手背上，放松身体和后背，两脚分开（在妊娠中期分开较小的幅度，末期分开的幅度更大一些），自然舒适地呼吸。

下蹲放松姿势

这个动作适合在孕中期练习。在做下蹲放松姿势时，臀部不着地，由于重心下移，所以具有稳定感。此外，做这个姿势时，身体处于骨盆在后、背部挺直的状态，所以可以让孕妈妈保持端正的姿势。在日常生活中，有很多练习下蹲姿势的机会，比如开柜橱或整理柜橱时、抱孩子时、叠衣服时、捡拾地上的东西时、在院子里拔草时或擦地时等，都可以采用这个姿势。据说，有的国家还用这种姿势来分娩。

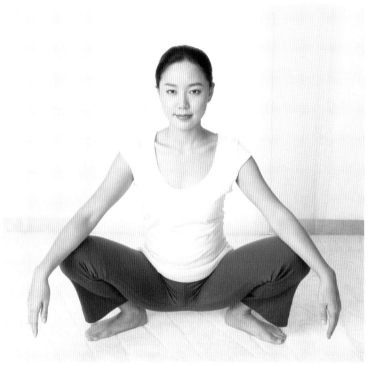

效果

- 可以让孕妈妈身体拥有较好的平衡感和稳定感。
- 可以让脚踝更加结实。
- 可锻炼背部，减轻腰痛。
- 可强化骨盆及肌肉的弹性。
- 可以让自然分娩更加容易，缩短分娩的时间。

两脚分开，比肩略宽，臀部在脚跟后面蹲下。两臂向前伸开，两肘放在膝盖上。两脚需分开足够的幅度，以便容纳腹部。身体的重量要均匀分担在两腿上。下蹲后要保持身体的平衡，同时保持自然的呼吸。脊背保持挺直，展开膝盖站起后，再回到起始姿势。

注意事项

1 站起时应先提起腰，然后展开膝盖。
2 如果孕妈妈做该姿势比较困难，也可以将后背靠在墙上再下蹲。

让身体感觉焕然一新的
瑜伽准备运动

在练习正式的瑜伽体式之前，必须做好准备活动，使身体能够适应妊娠各阶段的瑜伽体式。准备活动中最基本、最重要的是通过深长的呼吸使内心平静下来，并将意识集中在需要集中的部位上。通过准备活动，血液循环变得畅通，身体变暖、肌肉变柔软，这样做起瑜伽姿势来会更加容易，同时还可以预防突发的肌肉痉挛等异常症状。尤其是在妊娠初期，与正式、具体的瑜伽体式相比，做基础准备活动——祛风系列是更加合适的选择。

祛风系列

祛风原名为"Pawanmuktasana"，"pawan"意为"风""精气""气"，"mukta"意为"释放"，因而"Pawanmuktasana"带有"释放自己身体中流动的能量——气和血"的含义。"祛风"这一名字意为，如果集中意识，就可以让我们身体中的气变得畅通无阻，从而带来身体的变化。

祛风系列是一种基本的修炼法，可以除去阻碍体内气流动的所有因素。与动作相比，它更要求注意力极度专注。祛风系列虽然由简单轻松的动作构成，但可以使内心保持紧张感，在要求专注的瑜伽体式中，这一系列的动作可算得上基础。对于不便做高强度动作的孕早期孕妇、老人、骨质疏松者，祛风系列堪称最合适的姿势。

下面介绍的动作可以放松身体的所有关节，恢复身体的柔韧性，治疗或缓解各种关节炎，消除紧张、疲劳和压力。这是在进入正式的瑜伽体式练习之前，为了减少心脏负荷而做的动作，因此应努力集中全部精力，反复缓慢地练习。

我们可以将祛风系列看成一种冥想体操，由于刺激小，所以更要将注意力集中在自己的意识和呼吸上，只有这样才能获得理想的效果。练习祛风系列的动作时，在感受身体细微变化的同时，感受体内的气逐渐变得旺盛，身体充满活力。在练习所有瑜伽体式之前，最好练习10～20分钟的祛风系列，每个动作重复10次左右。

1 屈脚趾

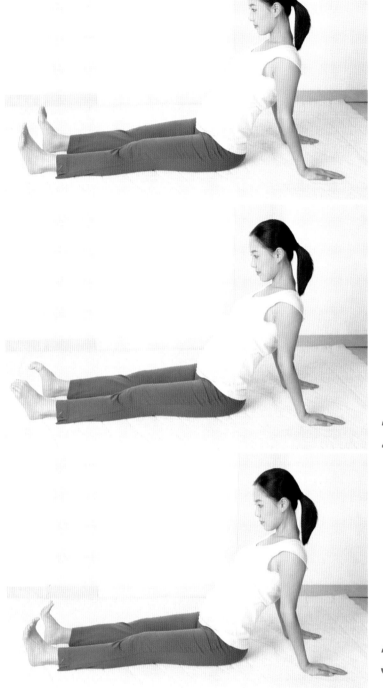

1 舒适地坐下，两腿向前伸直，竖起脚踝，双手放于背后的地面上，支撑身体以保持身体平衡。

2 吸气，脚趾尽量向前弯，保持几秒钟。

3 呼气，脚趾尽量向身体方向勾，保持几秒钟。脚踝不要用力，保持不动。

❷ 屈脚踝

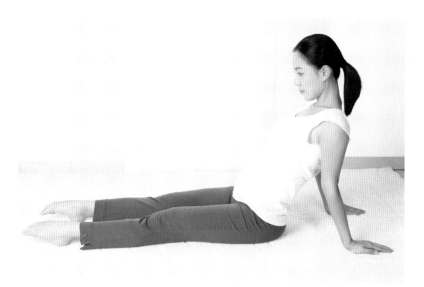

1 舒适地坐下，吸气，脚面尽量绷直，脚趾仿佛要触到地面上一样，保持几秒钟。

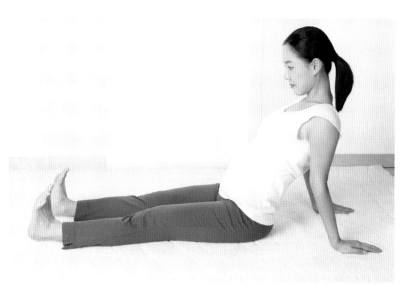

2 呼气，脚尖尽量向身体方向勾，保持几秒钟。

❸ 旋脚踝

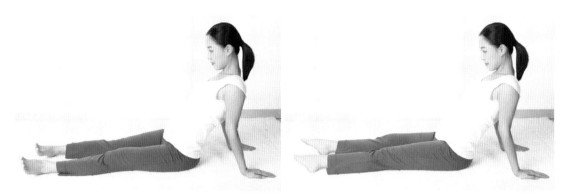

两脚踝缓慢地按顺时针方向旋转，脚尖朝下时吸气，朝上时呼气。旋转脚踝时，两腿要始终保持伸直。按逆时针方向重复同样的动作。

❹ 屈膝

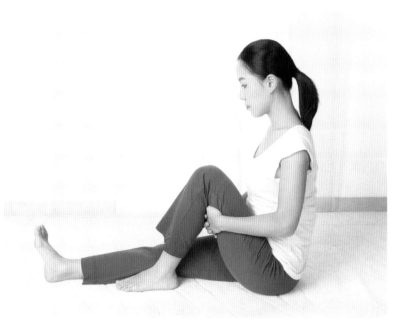

1 坐在地面上，腰背挺直，两腿伸开，然后弯曲左膝，两手十指交叉，从下面抱住左大腿。

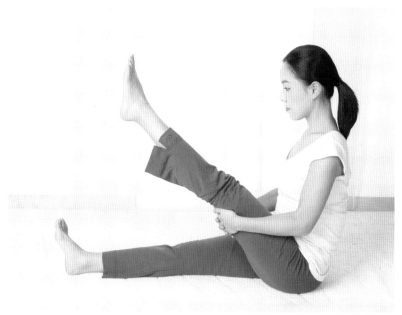

2 吸气，伸直左腿。

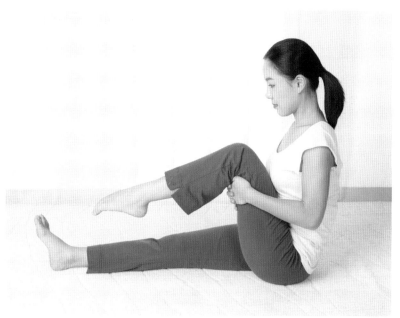

3 呼气，弯曲左膝，两手将大腿拉近胸部。换右腿重复同样的动作。

⑤ 摇膝

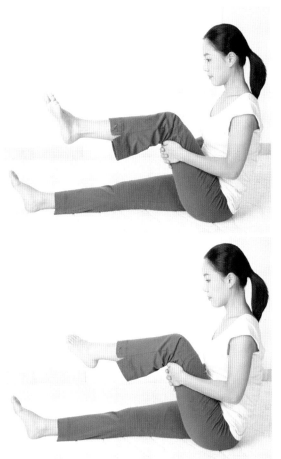

在动作④步骤1的基础上，弯曲左膝，两手十字交叉抱住左大腿，以左膝为中心，旋转左小腿，使脚尖缓慢而大幅度地在空中画圈。吸气时从上至下旋转，呼气时从下至上旋转。换方向旋转，然后换右腿重复同样的动作。

⑥ 半莲花蝴蝶式

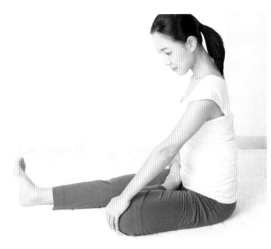

坐在地面上，两腿伸直，左脚放在右大腿上，用右手抓住左脚，左手抓住左腿膝盖。吸气，向上拉左腿膝盖。呼气，再将腿按到地面上。另一侧也重复同样的动作。

注意事项

1 这个动作应根据个人情况进行选择练习。

2 子宫前位的孕妇禁止做此动作。

7 握拳

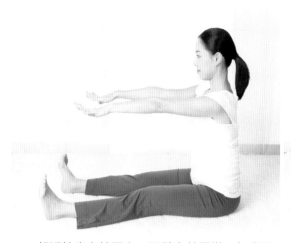 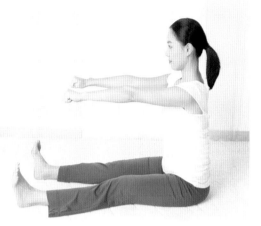

1 舒适地坐在地面上，两臂向前平举，与肩同高。吸气，手掌最大限度地张开，拉伸手指的每个关节。

2 呼气，两手握紧拳，大拇指放在拳内。

8 屈腕

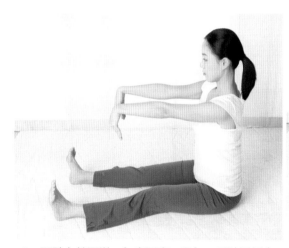 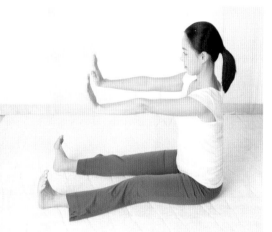

1 两臂向前平举，与肩同高。吸气，手腕尽量向下折。

2 呼气，尽量将手腕向上折。

⑨ 旋转手腕

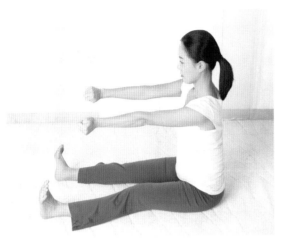

两臂向前平举，与肩同高，然后双手握拳，大拇指放在拳内。吸气，手腕从上到下旋转。呼气，手腕再从下到上旋转。

⑩ 屈肘 I

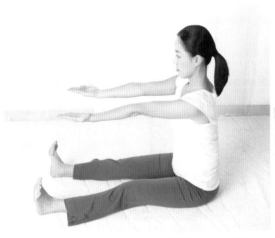

1 两臂向前平举，与肩同高，掌心向上。吸气，用力将手臂向前伸。

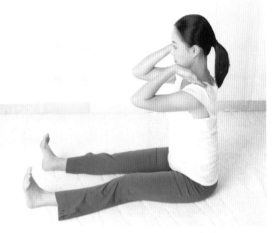

2 呼气，弯曲两肘，使手指尖触到肩膀。

⑪ 屈肘 II

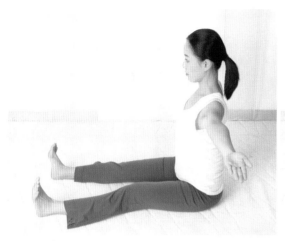 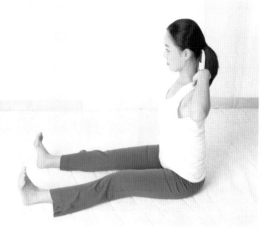

1　两臂侧举，掌心朝上。吸气，用力将双臂向两侧拉伸。

2　呼气，弯曲两肘，使手指尖触到肩膀。

⑫ 旋肩

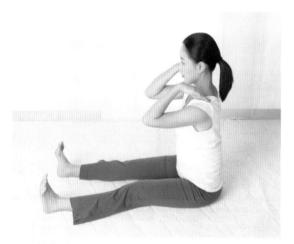

两手放在肩膀上，两肘朝前。吸气，缓慢地旋转双肩，使两肘从上至下画圈。呼气，再让两肘从下至上画圈。

⓭ 颈部运动

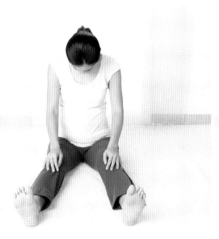

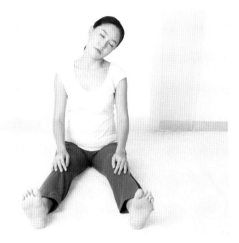

1 吸气，缓慢地低下头，好像要让下巴触到胸一样。呼气，轻轻地抬起头并向后仰。

2 吸气，头回到正中。呼气，缓缓地将头向一侧倾斜，好像要让耳朵触到肩一样。吸气，再次回到起始位置。另一侧重复同样的动作。

3 低头，让下巴触到胸，然后缓慢地将头向左侧旋转，直到耳朵靠近肩膀。吸气时，将头从下至上轻轻旋转。呼气时，再将头从上至下轻轻旋转。换方向重复同样的动作。

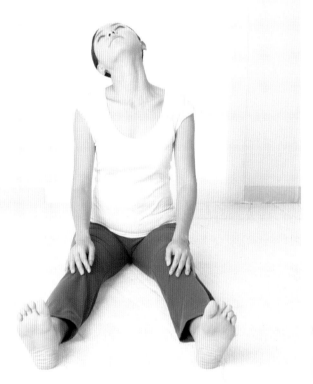

注意事项
如果闭目练习，注意力会更加集中。

⓮ 放松全身运动（伸懒腰）

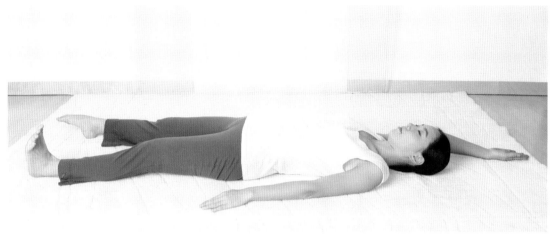

1 仰卧在地面上，后背紧贴地面，右臂举过头顶伸直，左臂放在体侧，左脚尖向身体方向回勾。呼气，最大限度伸展右手和左脚。另一侧重复同样的动作。

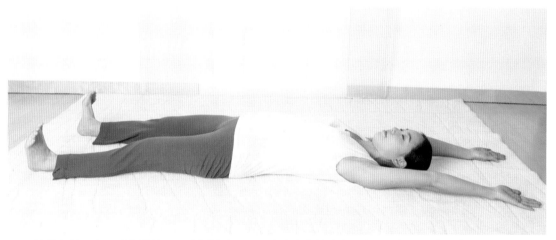

2 仰卧在地面上，后背贴地，两手举过头顶，两脚尖向身体方向回勾。呼气，最大限度伸展双手和双脚。

注意事项
因为此项运动有拉伸的动作，所以孕早期不宜进行这项运动。

敲打全身运动

人在受到压力时，颈部和肩部会感到疲劳。在妊娠期间，孕妈妈经常会感到不安，身体上的变化也会让孕妈妈变得更容易疲劳，神经更加敏感。敲打全身运动有助于放松孕妈妈已经僵硬的身体，使内心轻松起来，对全身气血的循环也有极大的好处。

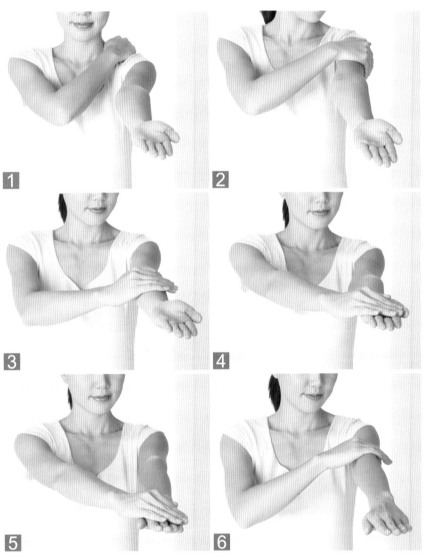

注意事项
腹部由于怀有胎儿，所以不能敲打，要按顺时针方向轻轻揉摸腹部。

1 取站姿或坐姿，用右手依次敲打左肩、上臂、手肘、前臂、手心，然后翻转左臂，再均匀地从左手背敲打到左肩。用同样的方法敲打右臂。

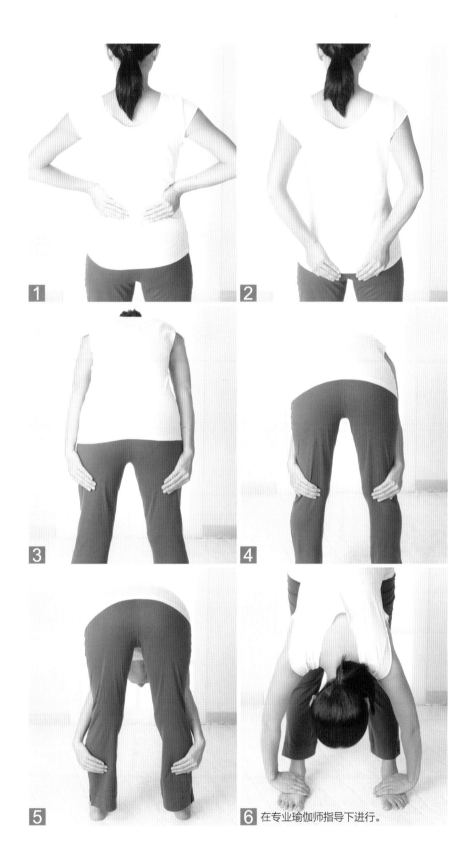

6 在专业瑜伽师指导下进行。

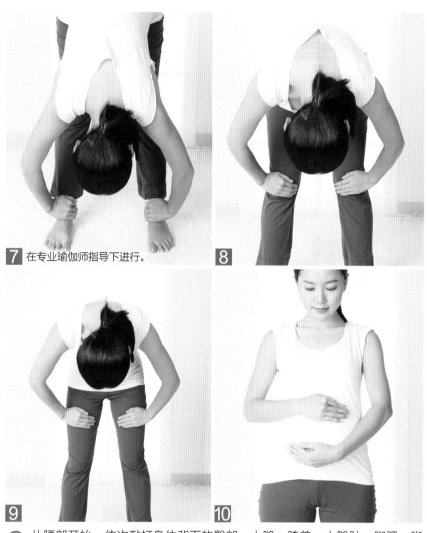

7 在专业瑜伽师指导下进行。

8

9

10

2 从腰部开始，依次敲打身体背面的臀部、大腿、膝盖、小腿肚、脚踝、脚背，接下来再依次均匀地敲打正面的脚踝、小腿、膝盖、大腿，然后用两手轻轻抚摸腹部。

注意事项

在做弯腰的动作时，双腿要分开，屈膝，保证腹腔没拉力。

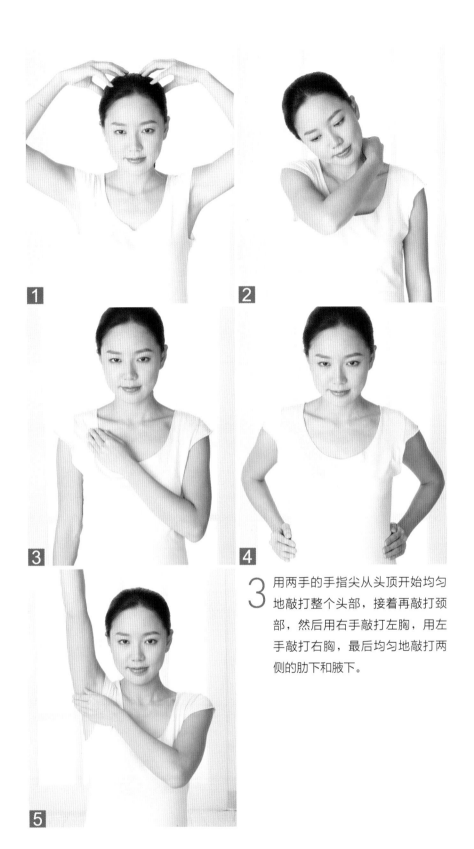

3 用两手的手指尖从头顶开始均匀
地敲打整个头部，接着再敲打颈
部，然后用右手敲打左胸，用左
手敲打右胸，最后均匀地敲打两
侧的肋下和腋下。

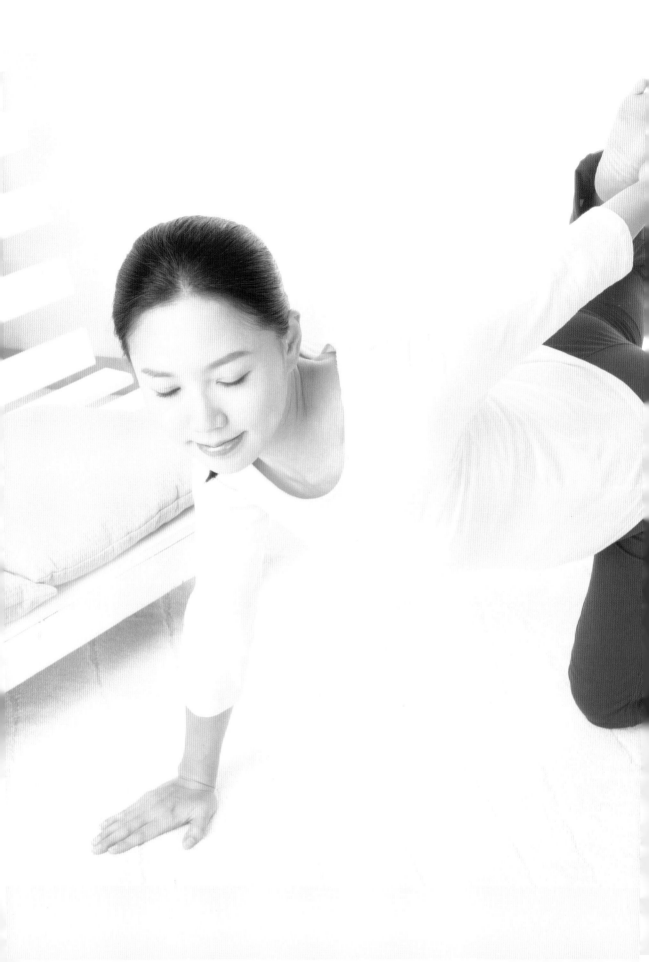

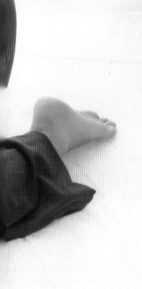

Part IV

产前各阶段的
好孕瑜伽练习

为了缓解孕妈妈因妊娠引起的各种不适，打造有利于
自然分娩的身体，需要孕妈妈坚持不懈地练习瑜伽。在这
一部分，将根据孕妈妈和胎宝宝的身体状态，简要地介绍
适于在孕早期、孕中期和孕晚期练习的瑜伽体式。在孕早
期，由于胎儿状态尚未稳定，所以应重点练习前面介绍的
祛风系列和敲打全身运动等舒缓柔和的动作。

产前瑜伽和胎教

分娩，直接原因是妊娠之后在内外环境影响下产生的结果，间接地说是以往的生活习惯和环境在整体上呈现的瞬间。产前瑜伽始于心态端正的胎教，下面将分阶段介绍可以在妊娠期间让孕妈妈和胎宝宝有效营造均衡身体的瑜伽姿势。

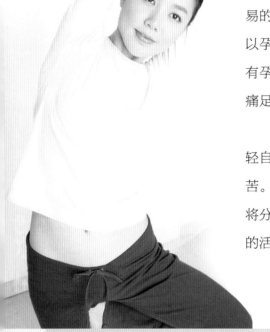

产前瑜伽：为了健康分娩的准备

产前瑜伽旨在妊娠期间保持孕妈妈和胎宝宝的身体均衡和健康，在分娩时肌肉变得柔软。如前所述，分娩不是疾病，而是同呼吸和排泄一样，都是一种生理现象，所以最好以自然分娩的方式生下宝宝。

然而，分娩虽然是一种自然现象，却并不是一件容易的事。由于宝宝想要出世的力量会引起子宫收缩，所以孕妈妈在分娩时会感受到剧烈的疼痛。不过，并非只有孕妈妈在疼痛，据说胎儿在通过产道时所感受到的疼痛足有母亲的十倍之多。

如果孕妈妈在妊娠期间坚持练习瑜伽，不仅能减轻自己的疼痛，还能减轻宝宝在降临世界时所承受的痛苦。我们要摆脱"分娩是痛苦、可怕的"这一偏见，要将分娩看成是一种由宝宝和母亲共同参与的、快乐幸福的活动。

练习瑜伽可以让内心平静下来，保持均衡的身体状态。从怀上宝宝的那一瞬间起，孕妈妈的身体就不再仅仅属于自己。让我们为了健康分娩，为了健康的宝宝和健康的妈妈，坚持不懈地练习产前瑜伽。

胎教方法

胎教即胎内教育，这是为了胎儿的身体健康、心理安定和智力发育而进行的教育。孕妈妈必须保持身体的健康，并将胎儿视为一个珍贵的生命，重视自己的言谈举止，重视养生，为胎儿营造良好的胎教环境。此外，还要刺激胎儿的大脑，以提高胎儿的学习能力，促进其智力发育。与遗传性因素相比，宝宝的脑功能更取决于胎内及出生后的环境是否有助于脑细胞的发育。胎儿在8周左右时，大脑开始迅速发育。从5个月起，脑细胞开始分化。人大约有140亿个脑细胞，其中约有70%都是在胎儿时期形成的。

在现代医学中，也证实了"胎儿具有惊人的能力"，并承认"胎教即科学"。由此可见，胎教在妊娠期间的重要性。胎教的方法可分为以下几种。

饮食胎教 | 人体由无数个细胞组成，但最初却起源于卵子和精子的结合体——受精卵。受精卵通过反复分裂，产生了约60兆个细胞。胎儿在母体内成长的280余天是一生中细胞分裂最快的时期，所以该时期的重要性不言而喻。因此，孕妈妈必须对养生给予足够的重视，均匀地摄取所需要的各种营养。

为宝宝的健康着想是胎教的第一步。从细胞不断地进行旺盛的细胞分裂，一直到胎儿出生为止，孕妈妈都必须选择正确的饮食。孕妈妈在妊娠期间的饮食生活会影响宝宝一生的健康，这是任何人都无法否认的事实。

正确的饮食生活——妊娠期间的瑜伽式饮食法

1 摄取低热量的天然食品
孕妈妈并不是要吃两个人的分量，只要适度地食用自己身体需要的食物即可，比如糙米饭、有机蔬菜、全麦食品、海藻类、鱼类、豆类等。应当多吃时令食物，多摄取新鲜、营养丰富的食物，如新鲜蔬菜、干香菇、干野菜类。

2 忌偏食、暴食
偏食、暴食可以引起便秘，并导致腹部力量和腹压变弱，从而给分娩带来困难。

3 忌过多吃糖
糖可以消耗体内的钙，使肌肉变松弛，给胎儿带来不利影响。

4 少食肥甘
肉类易导致肥胖，使血液变混浊，从而给胎儿的大脑发育带来不利影响，因此应选择豆类、鱼类、海藻类和以糙米为主的素食等食物。

5 在外用餐要节制
从外面买来的食物含有调味料等食品添加剂，而且存在卫生和营养均衡方面的问题，所以食用要节制。

6 宜食国产食品
进口食品为了保存长久，往往使用大量的添加剂。建议大家尽量少食用。

7 适量吃水果
水果中含有较多的糖分，大量食用会导致体内糖分过高，体质变成寒性，母体的抵抗力变弱，给分娩带来困难。

8 忌速食食品、加工食品、清凉饮料等
速食食品、清凉饮料、咖啡、酒、饼干、加工食品等是孕妈妈的禁忌。咖啡因、防腐剂、着色剂、人工甜味剂、盐分、化学调味料等都会给孕妈妈和胎儿带来不好的影响。

9 慎食冷食
冷食容易诱发腹泻，刺激直肠，引起子宫出血，严重时甚至会有流产的危险。

10 饮食要有规律
规律的饮食习惯有助于胎儿的大脑发育，每一顿饭都要按时、慢慢地享用。不吃饭或一次吃得太多等不规律的饮食习惯既不利于营养的摄取，又会对胎儿的情绪产生不良影响。

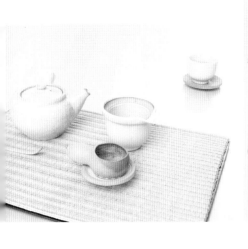

音乐胎教 | 通常在说起胎教时，人们产生的第一反应就是音乐，由此可见音乐对于胎教的重要意义。胎儿在4个月时，耳朵已经可以听到声音，并会将头转向有声音的方向。5个月时，胎儿的听力变得和成人一样，能够分辨出喜欢的声音和不喜欢的声音。胎儿在听到柔和舒缓的声音时会感到舒适安定，在听到喧闹嘈杂的声音时会表现出抗拒。

孕妈妈在聆听舒缓宁静的音乐时，心情会变得舒畅，血液循环也变得顺畅，流向子宫的血液量增加，促使胎儿脑中分泌各种激素，从而大大有利于胎儿的大脑发育。孕妈妈幸福愉悦的心情可以让胎儿的情绪稳定，并且有助于胎儿的大脑发育，因此音乐是孕妈妈们做胎教的最佳选择。

适于做胎教音乐的音乐

1 **古典音乐**
古典音乐节奏轻盈舒缓、旋律优美宁静，极适于作胎教音乐。但如果孕妈妈不喜欢古典音乐，也不必强迫自己听。

2 **孕妈妈平稳的脉搏声**
除古典音乐外，国乐、歌谣、流行音乐、冥想音乐等也可以作胎教音乐，孕妈妈可以选择能让自己心情愉悦的音乐来听。

3 **准爸爸和准妈妈唱的催眠曲、童谣或平时喜欢唱的歌曲等**
如果准爸爸用低沉的声音唱歌，会更有效地传达给胎儿。

4 **大自然的声音**
孕妈妈可以在每天散步的同时，让胎儿听听水声、鸟叫声、风声或踩落叶的声音等等，既能给胎儿提供清新、丰富的氧气，又有助于胎儿的大脑发育。

运动胎教 ┃ 据说在从前，女人怀孕后会被要求做很多事情。有一个国家，如果女子怀孕了，就要特意让她捡豆子，从而多活动身体，以准备分娩。孕妈妈坚持适当的运动可以锻炼分娩时腿、腰、腹部肌肉，并自然地掌握对分娩有用的呼吸法。

适当的运动还可以消除对分娩的恐惧和不安，使孕妈妈拥有自然分娩的信心，减轻心理压力。有规律的运动可以让血液循环变通畅，从而给胎儿带来充分的氧气，帮助胎儿的大脑发育。

除了坚持适当的运动之外，孕妈妈日常的生活习惯和周围环境也会给自己和胎儿的身心健康带来巨大影响。因此，孕妈妈必须改掉不良的生活习惯，营造一个平和、安全的周围环境。然而，妊娠并不是孕妈妈个人的事情，周围环境也并非仅凭自己一个人的努力就可以营造的。

妊娠与分娩是一件伟大的事情，需要丈夫等家人和社会共同承担责任，周围人必须给予孕妈妈细心周到的关怀。为孕妈妈营造良好的环境，就是赋予胎儿健康的身体和精神。

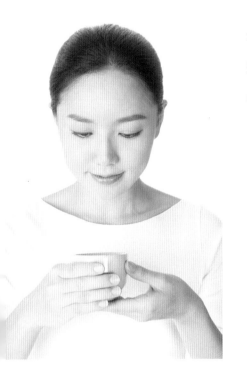

生活中的胎教实践法

1 多散步
散步可以增加孕妈妈的氧气摄取量，这些氧气会直接传送给胎儿，活跃胎儿的脑细胞，为其大脑发育带来好的影响。走路时，在使用脚部肌肉、纠正姿势的过程中，子宫会有规律地收缩，这会刺激胎儿的皮肤，让其心情变得愉快。

2 经常沐浴森林浴
森林中充满了植物杀菌素和松节油的香气，在这里沐浴森林浴可以除去体内堆积的废物，打造健康的身体。将漫步于森林中的所见所感讲给宝宝听，这本身就是一种非常好的胎教。

3 常做笑的练习
笑本身就是一种呼吸法，有助于分娩。笑并不是只有心情愉悦时才可以有的行为，如果经常有意识地笑，可以消除身体和内心的紧张，让肌肉变得柔软，并自然地进行腹式呼吸。

4 生活有规律
按照自然的节奏生活对孕妈妈和胎儿都有好处。饮食最好是天然食品。并经常呼吸新鲜空气。

5 不做对身体有负担的姿势
如果长时间保持一个姿势，会对胎儿不利。

6 忌恐怖电影
恐怖电影能让母体兴奋，产生肾上腺素。如果肾上腺素传递给胎儿，胎儿的血管就会收缩，刺激胎儿的神经，这种强大的压力会妨碍胎儿的身体和大脑发育。

7 写胎教日记
最好每天拿出一点时间，一边想着腹中的宝宝，一边记日记，这会对胎教有好处。

8 忌紧身衣服
紧身衣服会妨碍宝宝的成长。

9 忌穿高跟鞋
高跟鞋会增加腰的负荷，还存在摔倒的危险。

10 远离直接接触身体的化学品
香波、洗洁精、烫发药水、染发剂、化妆品、脱毛膏等化学品中，对胎儿有害的成分会立即被吸收，因而应该远离这些物品。

11 注意保暖
胎儿不喜欢剧烈的温度变化，因此孕妈妈要注意保持体温，尤其不要让臀部受凉，否则在妊娠初期和末期就会有流产和早产的危险。

12 不可过度疲劳
做运动时要量力而行，不可过度疲劳。

13 禁止性行为
在孕早期和孕晚期不可以有性行为。

孕早期（0～4个月，1～15周）

孕早期是指从卵子受精后开始的前15周，即妊娠前4个月。胎儿从孕早期就开始迅速地成长，到了第4个月，内脏器官开始形成，胎盘也在这一阶段形成。在孕早期，孕妇应避免过度疲劳，将精力放在瑜伽式的饮食、呼吸和打坐上。这一阶段适于练习使身体部位柔韧的运动，如祛风系列和敲打全身运动，4个月后，再开始练习瑜伽的基本姿势。

孕早期的症状

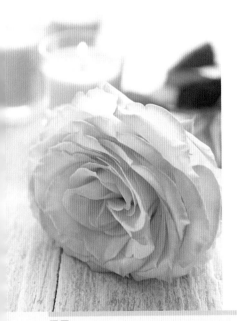

孕妈妈在孕早期会伴有孕吐、头痛、眩晕等多种症状，大多数症状都是因为胎儿在子宫内成长，孕妇为了适应妊娠而产生的。

在孕早期，大多数孕妈妈都会发生孕吐反应。孕吐反应开始的时间因人而异，但大多开始于妊娠2～6周，进入第17周后，症状会有很大好转。平时饮食生活不规律、姿势不正确、作息习惯不良的人孕吐反应尤其严重，特别是对于酸性体质或暴食偏食的人更加常见。

然而，由于孕吐是身体在谋求均衡的过程中产生的自然现象，所以不必过于担心。孕吐反应严重时，可以少吃些东西，有规律地散步，经常呼吸新鲜空气并摄取足够的水分，以缓解孕吐的症状。

随着孕吐变得频繁，身体节奏被打乱，紧张和不安导致压力骤增，部分孕妈妈在孕早期会出现头痛。如果孕前就患有偏头痛或慢性头痛，那么妊娠后的症状会更加严重。

头痛的根本原因在于平时的生活习惯不健康、姿势不正确等影响脑神经的稳定，从而引起头痛。由精神紧张和压力引起的头痛可以通过练习冥想来解决，由于身体骨骼变形引起的头痛可以通过练习瑜伽体式纠正姿势来治疗。

孕早期还会出现眩晕的症状，这是因为成长中的胎儿需要大量血液，所以涌向子宫的血液量增加，使心脏受到压迫，心脏负担加重。如果因眩晕而导致新陈代谢困难，就可能发展为贫血，这需要特别注意。

发生眩晕时，要先蹲下来，放低头部，然后向侧面躺下。避免久站和久坐，避免过度疲劳，多呼吸新鲜空气，保证充分的休息。

孕早期的胎教point

· 2个月 **愉快地接受孕吐，制定胎教计划**
将孕吐视为身体为了胎儿和母体健康而产生的防御反应，并通过冥想练习获得安定的身心。对于孕期中的饮食、行为和胎教方法均制定出具体的计划。开始写胎教日记。用舒缓柔美的体操锻炼身体。

· 3个月 **多给胎儿听优美的音乐**
适当的声音有助于胎儿的大脑发育，常听音乐的宝宝有着出色的注意力，从小听觉发达，学说话也迅速。胎儿最喜欢的声音是大自然的声音，孕妈妈可在每天散步时对宝宝说话。

· 4个月 **孕妈妈的幸福就是宝宝的幸福**
此时胎儿已开始具有感情，因而宝宝的心情也会随母体的心情而变化。胎儿对母体的心情极为敏感，所以一定要保持愉快，和丈夫快乐地交谈。妊娠4个月时，孕吐已经缓解，食欲增加，所以容易暴食，因而一定要控制好饭量，避免饮食过量。从这时起，可以正式开始瑜伽动作的练习。

强健子宫的束角式

束角式是对女性非常有用的姿势之一，有助于孕妈妈骨盆和腹部等部位的血液循环，有利于胎儿的正常发育。如果孕妈妈每天花几分钟练习这个姿势，就能让骨盆部位变得柔软，有利于顺产。该姿势还可以柔韧腰关节，强化腹部，让卵巢功能正常化，使雌激素的分泌变得活跃，有助于调节不规律的生理周期，对缓解生理痛和改善更年期综合征症状等也有很好的效果。

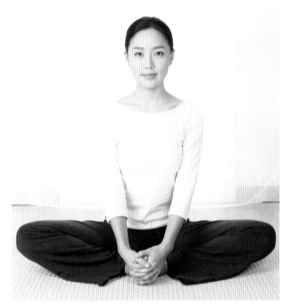

1 坐在地面上，弯曲双膝，两脚掌相贴，双手十指交叉，尽量将两脚跟拉近会阴部。

2 腰挺直，吸气后呼气，同时将两肘按在大腿
  上，并将上身缓慢地向前倾斜。

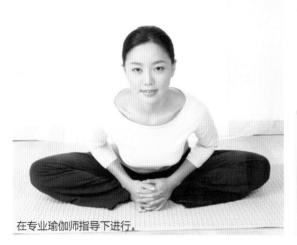

在专业瑜伽师指导下进行。

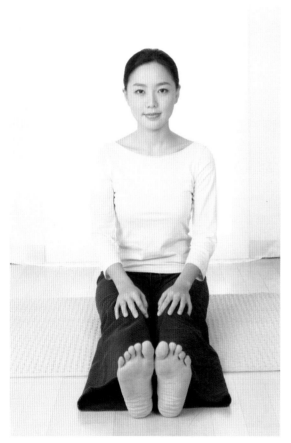

3 松开双脚，双腿伸直，放松片刻。

束角式变体（蝴蝶式）

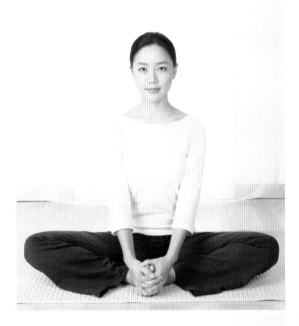

1 坐在地面上，挺直脊背，两脚掌相贴，双手十指交叉，尽量将两脚跟拉近会阴部。

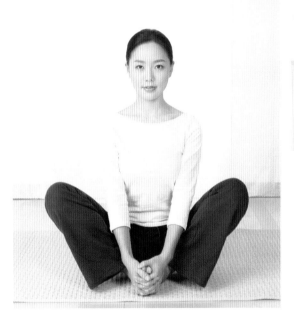

2 自然地呼吸，像蝴蝶飞舞一样，缓慢而有节奏地上下摆动两腿，下压时膝盖要贴近地面。重复5~10次。

注意事项

1 孕妇应根据个人体质选择练习，在练习时如果出现不适症状应立刻停止。

2 已出现过先兆性流产的孕妇禁止练习此动作。

塑造柔软腰部的猫式

　　猫式可以将身体变得像猫一样柔软，强化颈、肩、脊柱的柔韧性，锻炼背部和腹部肌肉，让因体形变化而后背逐渐弯曲的孕妈妈保持良好的身姿。猫式可以让肌肉变得柔软，因而可以使孕妈妈轻松度过分娩最后需要推挤的阶段。另外，这一姿势还能减轻妊娠后日趋肥大的子宫对骨盆血管和脊柱的压迫，使腿和肾脏的血液循环变得畅通。

　　猫式不仅有利于血液循环，还可以预防和减轻便秘、腰痛、消化不良等孕期症状，增强副交感神经功能，提升全身机能，同时还能矫正妊娠期间的子宫位置，为胎儿活动提供良好的环境。

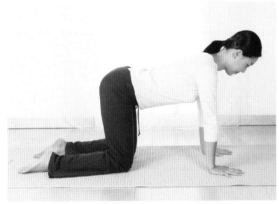

1 跪在地面上，呈爬行姿势，两手和两脚分开，与肩同宽，手指向前。

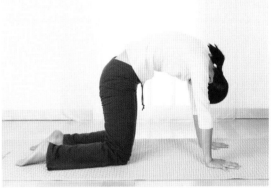

2 呼气，压低头部，脊柱向上拱起，尽量弯曲后背，下颌贴近胸部。彻底地呼气，同时收小腹，并保持该姿势片刻。

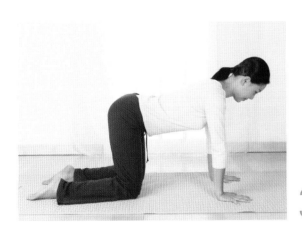

3 吸气，还原到起始姿势。

4　安静地呼气，头尽可能向后仰，下颌向上推。充分伸展之后，吸气，还原
到起始姿势。动作2和4重复3～5次。练习这个姿势时，腰部不要向下沉，
两臂始终要保持伸直。

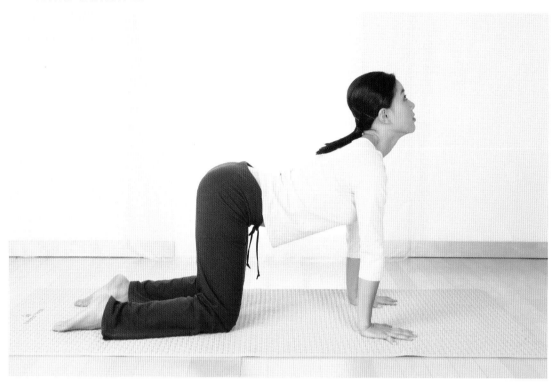

5　在跪姿状态下，将两拳叠在一起，然后将额头放在拳眼上。

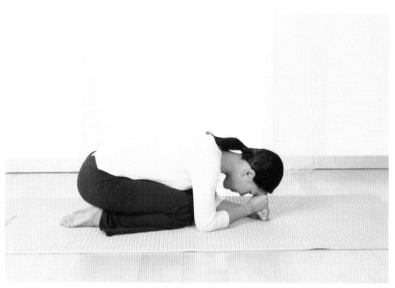

▎猫式变体

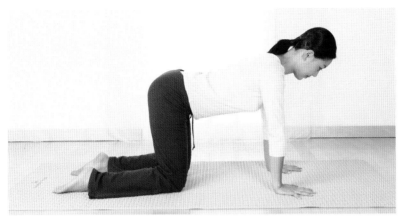

1 双手与双膝分开，与肩同宽，掌心和膝盖紧贴地面，手臂、大腿均与地面垂直，保持身体的平衡。两手用力按压地面，同时让上身向地面方向下沉。

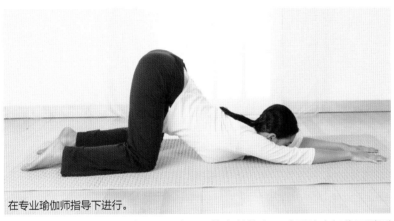

在专业瑜伽师指导下进行。

2 呼气，下颌和胸部贴地，双臂尽可能向前伸直，感受腋窝好像要贴到地面上的感觉。腹部也像要贴在地面上一样尽可能地降低，同时提臀。做腹式呼吸，保持愉快的心情，坚持该姿势2～3分钟。

缓解疲劳的背部前曲伸展坐式

该姿势因强烈地拉伸身体背部而得名。正确练习这一姿势可刺激心脏、脊柱和腹部器官，消除疲劳，使内心得到平静。

孕妈妈练习这个姿势可以对骨盆施加更大的力量，供给胎儿更多的血液和氧气，使胎儿吸收到所需要的养分。这个姿势还可以增加脊柱的柔韧性，对缓解坐骨神经痛、关节风湿病等膝盖疼痛具有良好的效果。此外，这个姿势还能刺激整个腹部，活跃胃肠功能，消除消化不良、食欲不振、便秘等症状。

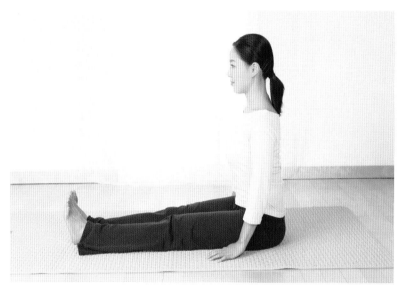

1 坐在地面上，挺直腰背，两腿并拢向前伸开。

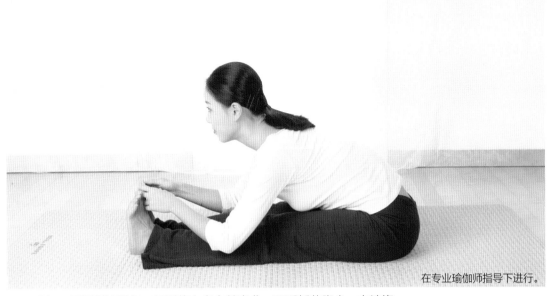

在专业瑜伽师指导下进行。

2 吸气，再缓慢地呼气，同时将上身向前弯曲。两手抓住脚尖；在该姿势下均匀地呼吸，保持数秒之后，吸气，抬起上半身。

注意事项

1 一定要将膝盖伸直。上身弯曲到自己的极限即可，不可太过勉强，绝对禁止反复用力或让他人压背，这是十分危险的做法。

2 该姿势适于在孕早期和孕中期练习。

3 可以在腿部放一抱枕或者垫子。

4 肚子贴向大腿时，身体不要向前倾。

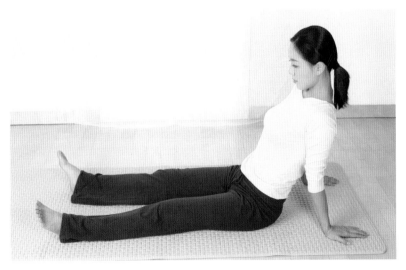

3 动作结束后，两手支撑在背后的地面上，两腿分开约30度，放松。

有益皮肤的犁式

该姿势因和犁相似而得名。如果做不好犁式，就应当检查体重或脊柱是否正常。

练习犁式时，会强烈收缩腹部肌肉，刺激内脏，可起到活跃内脏功能的效果。做这个姿势时脊柱向前弯曲，所以可促进血液循环，减轻背部的疼痛，塑造柔韧的脊柱。这个姿势适于在"背部前曲伸展坐式"之前练习。

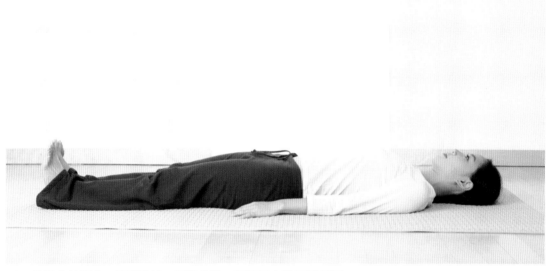

1 仰卧在地面上，后背贴地，两腿并拢，两手用力按压臀部两
侧的地面。

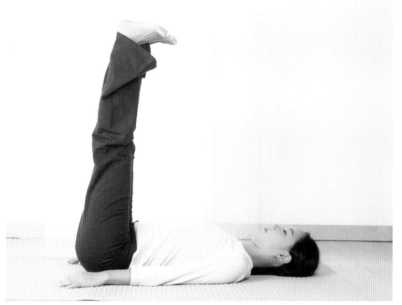

2 吸气，缓慢地将两腿向上举起，与地面成90度。

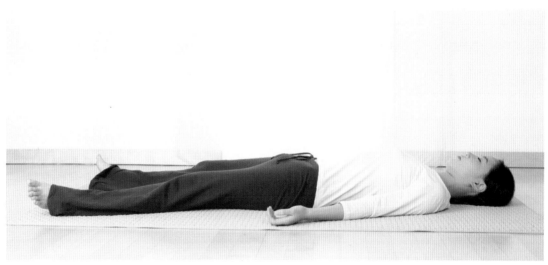

3 放松全身，用完全休息姿势（摊尸式）放松。

帮助顺产的合掌合足式

合掌合足式也叫青蛙运动式。这个姿势可以同时调整肋骨和骨盆，提高腹部力量和呼吸能力，还能提高骨盆的开闭能力，增加骨盆的柔软性，排出骨盆的废物，促进血液循环，因而对不孕症、痛经、更年期综合征等疾病具有卓越的疗效。

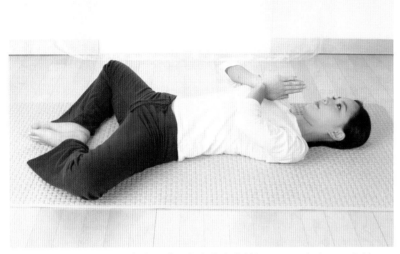

注意事项

1 两腿在弯曲和伸展时，两脚始终不能离开地面。

2 该姿势可以在整个孕期练习。

1 仰卧在地面上，两脚掌相贴，向身体方向拉近，双手合十置于胸前。

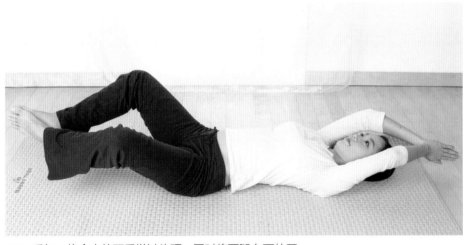

2 呼气，将合十的双手举过头顶，同时将两腿向下伸开。

3 伸直双手和双腿，伸展身体。吸气，还原到起始姿势。呼气，再次将双手和双腿伸直。将该动作重复几个回合。刚开始练习时缓慢地做10次左右即可，然后逐渐加快速度，做20~30次。

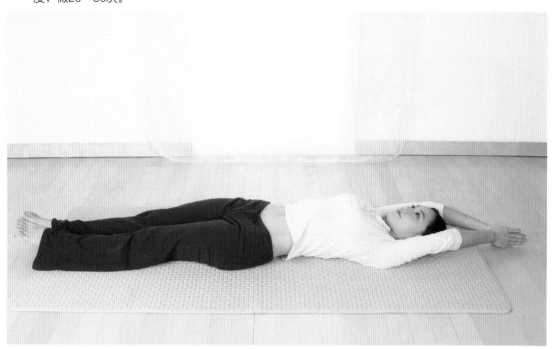

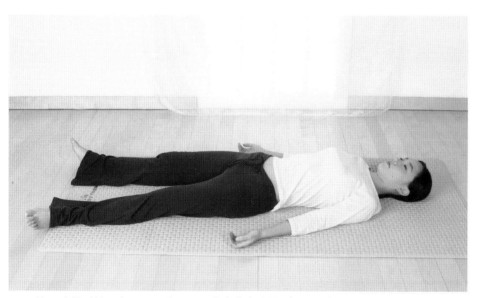

4 将两臂放到地面上，两腿分开，用完全休息姿势（摊尸式）放松。

增强平衡感和注意力的树式

树式是用一只脚站立保持身体的平衡，可锻炼腿部肌肉，培养平衡感，提高注意力。树式通过向上举起手臂，使胸部得到刺激，因而对改善心悸、咳嗽、感冒、胸痛、肩臂疼痛等症状也有良好的效果。此外，这个姿势还可以伸展后背，起到矫正不良姿势的作用。

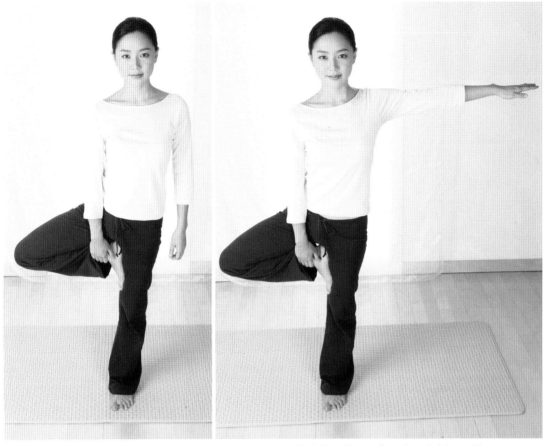

1 站直，弯曲右膝，右脚掌紧贴左大腿根内侧。

2 用左脚保持身体平衡，呼气，左手向侧面平举。

注意事项

1 如果右脚掌贴不到左大腿上，也可以贴在左膝盖内侧。
2 练习时可以扶着墙壁或椅子，以保持身体平衡。

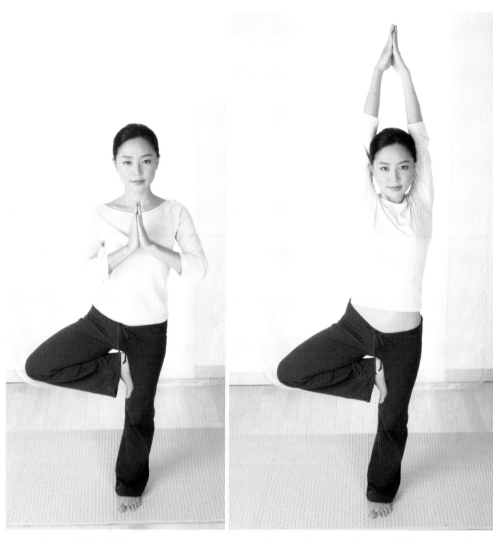

3 呼气，双手在胸前合十。

4 吸气，两臂向天花板方向高举。呼气，将两手用力向上推。吸气，将两手放在面前。呼气，两手放下。另一侧重复同样的练习。

▌清爽心情的鳄鱼式

每个人做鳄鱼式时，心情都会变得爽快，因为这是一个对缓解压力特别有效的姿势。

鳄鱼式可以刺激肛门和会阴部，强化生殖功能，还能适当刺激脊柱和骨盆，促进血液循环，从而缓解腰痛。鳄鱼式还可以稳固骨盆，对治疗不孕、卵巢肌瘤、子宫肌瘤等妇科病具有良好的效果。练习该体式可以让子宫温暖结实，使孕妈妈安全稳定地度过孕期，同时还能打造健康的肝脏、脾脏、胰脏和胃肠，治疗这些器官的无力症状。

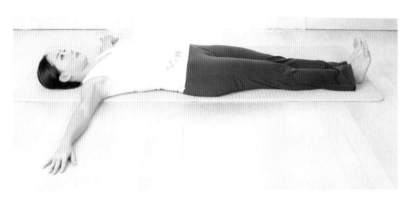

1 仰卧在地面上，两臂向侧面伸开，掌心向下，两腿并拢，身体呈十字架形。

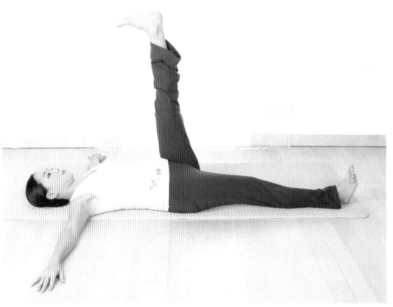

2 吸气，在膝盖伸直的状态下，抬起左腿，直到与地面垂直。

注意事项

刚开始练习时，肩膀可能会离开地面。若肩膀离地，就得不到充分刺激，无法取得理想的效果。此时也可以请他人帮忙按住肩膀，使肩膀不离开地面。

3 呼气，将左腿压向右手的方向，头转向左侧，视线朝向左手。保持该
姿势几分钟。然后吸气，立起左腿。呼气，将腿放到地面上。另一侧
重复同样的动作。

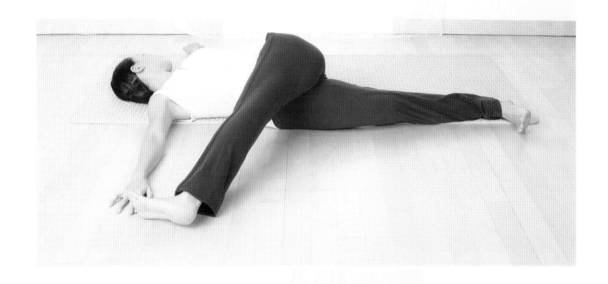

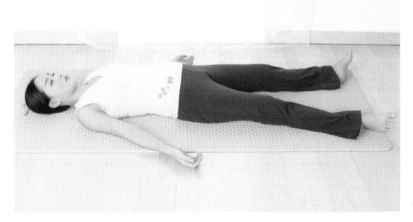

4 用完全休息姿势（摊尸
式）放松。

治疗内脏疾病的腹肌力量强化操

强化腹肌，提高腹压，就可以缩短分娩时间，实现顺产。因此，在子宫变大、腹壁拉伸之前，必须从妊娠初期开始柔韧和强化腹部肌肉。由于腹部肌肉起到支撑骨盆和腰椎的作用，所以腰痛成了孕妈妈们的常见症状。

如果在妊娠期间始终坚持练习腹肌力量强化操，就可以防止孕期中皮肤皲裂，并能有效地支撑骨盆，保护骨盆内的子宫和胎儿的安全。而且增强腹部力量，在分娩时能够更加容易地将腹中的胎儿推出。

分娩后，鼓起来的腹部会缩回去，容易变得松弛下垂，缺少弹性，而如果练习腹肌力量强化操，就可以让腹部肌肉变得坚实而富有弹性。

腹肌力量强化体操可以有效锻炼瑜伽的核心——丹田的力量，强化腰部肌肉，在治疗便秘等方面具有很好的效果。此外，这一运动还可以除去赘肉，拥有美容和减肥的功效。

> **注意事项**
>
> 刚开始练习时，不宜做2次。尽自己的最大能力限度做1次即可，然后再逐渐增加次数。做完该运动后，一定要用完全休息姿势（摊尸式）放松。

1 仰卧在地面上，双手十指交叉，置于头下，两肘着地，下巴紧贴颈部，腰部从地面上提起，两腿伸直，两脚面绷直。在动作完成之前，眼睛始终注视脚尖。

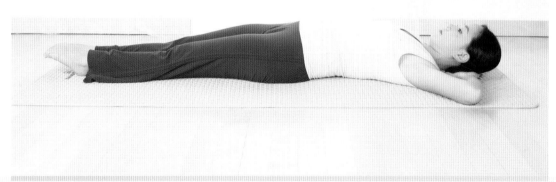

2 吸气，抬起两腿。呼气，将两腿放下。重复这一动作。开始时，可以将腿抬起15度左右，放下腿时，脚触到地面即停止。练习者要尽量快速地配合着呼吸不断重复上下运动。

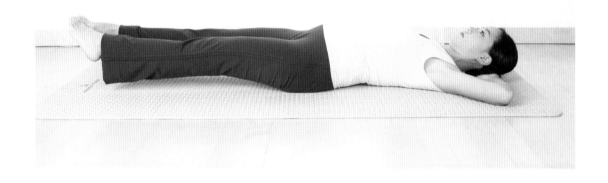

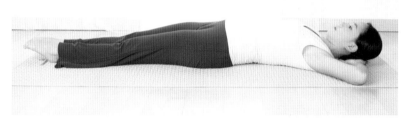

3 刚开始练习时，重复100个回合左右即可，然后逐渐增加次数，直到达到自己的极限为止。

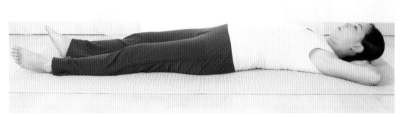

4 达到自己的极限之后，用完全休息姿势（摊尸式）放松。

孕中期(5～7个月，16～27周)

孕中期相对来说是一个比较稳定的时期，这时孕妈妈已经很好地适应了妊娠这一过程，身体变得舒适，流产的危险也在一定程度上减少了，旅行和外出也不会有太大负担。在这段时期，孕妈妈可以感受到胎动，所有家庭成员都能与胎儿进行情感的交流。从这时起，就要开始和胎儿说话。该时期出现的身体异常可以通过适当的瑜伽体式来缓解。

孕中期的症状

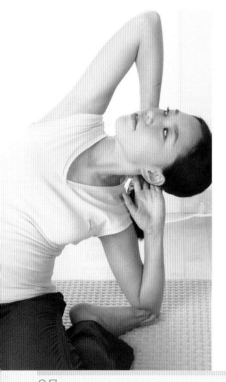

孕中期会出现腰痛、腿抽筋、便秘、消化不良、静脉曲张等异常症状。腰痛通常是每位孕妈妈都会经历的不适之一，这是因为胎儿体重增长压迫骨盆和脊柱而产生的，但更多情况下是由慢性便秘或腹泻引起的胃肠功能障碍、肾脏功能低下、腰腹肌左右不均衡、腰腿软弱等导致的。

随着分娩的临近，受黄体激素的影响，骨骼之间的间隙增大，以方便胎儿娩出。由于骨骼连接变松，承重能力也随之减弱，腰部的负担变得更大。

大多数孕妈妈的腰痛会在产后消失，在孕期可通过练习瑜伽纠正姿势，让肌肉变得柔软，提高排便能力，从而消除妊娠期间的腰痛。

到妊娠6个月时，在休息或睡觉时会经常出现腿抽筋的现象。这是因为逐渐增大的子宫阻碍了腿部血液的流动，小腿和大腿越来越难以承受日益增长的体重，所以导致了抽筋。若要预防抽筋，可以在睡前沐浴并按摩腿部肌肉，以促进血液循环。此外，通过练习瑜伽营造均衡的姿势也很重要。

有很多孕妈妈在妊娠期间深受便秘的困扰，如果孕前就已经有便秘症状，孕后往往会更加严重。便秘严重时，不仅可以发展成痔疮，还能使内脏功能变迟钝，呼吸能力下降，腿也变得软弱无力，因而给自然分娩带来困难。便秘属于顽症，所以一定要持之以恒地练习瑜伽，这样才能彻底告别便秘。为了预防便秘，孕妈妈平时要多喝水，充分摄取膳食纤维，坚持规律均衡的饮食生活，并保持平和的心态。

妊娠5个月时，子宫变大，开始压迫胃肠，妨碍胃肠和十二指肠的运动，从而导致消化能力下降，并出现胸口痛、恶心、反酸水等现象。饮食方面，最好少食多餐，缓慢地咀嚼30次再咽下。吃饭的时候最好不要喝水，避免吃对胃肠负担大的油腻食物、甜食或有刺激性的食物。

静脉曲张是指血液在静脉中聚集，像瘤一样向外凸出的症状，这是因子宫变大压迫血管，使血液流动受到阻碍而导致的。为了预防静脉曲张，孕妇应避免长久站立或行走，避免穿过紧的衣服和鞋，平时休息时要抬高腿，睡前揉腿以缓解疲劳。出现静脉曲张症状时，可以穿高弹性的长筒袜，从外面施加压力，以促进血液循环，缓解症状。

到了孕中期，孕妈妈的胎盘已变得稳定，一般的动作不会对孕妈妈和胎儿产生影响，因此要更加积极地进行身体的锻炼。因为到了临近分娩的妊娠末期，就很难再强化待产的身体。另外，我们也有必要提前预防孕晚

孕中期的胎教point

·5个月 **用声音对胎儿说话**
孕妈妈要将自己的所见所感详细地讲给腹中的宝宝听，可以出声朗读图文优美的图书，也可以在散步时给宝宝讲树、花、风、水的声音等。轻柔的音乐和准爸爸深情的声音会更有效果。

·6个月 **用各种方式调节心情，给胎儿无限的刺激**
坚持每天有规律地练习瑜伽，保持自己和胎儿的健康。由于此时胎动变得更加活跃，所以要积极地对胎儿的动作给予回应。孕妈妈可以通过参观美术馆、欣赏音乐会、看电影等，让生活充满活力。

·7个月 **给胎儿大量刺激，以促进胎儿的大脑发育**
孕妈妈的思想和感受会使胎儿受到多方面的影响。可以反复读有韵律的童诗，也可以和准爸爸一同歌唱有趣的歌曲。

期出现的各种异常症状。

　　练习瑜伽的孕妈妈可以相对轻松地度过孕期，但千万不要超出自己的能力范围，勉强地去做各种体式，这样会给产后健康带来不利的影响。因此，孕妈妈们千万不要贪心，无须和别人比较，在自己的体力范围内进行适度的瑜伽练习才是正确的做法。

孕中期的饮食和营养摄取

　　在孕中期，孕妈妈的饮食以高蛋白食物为主。由于怀孕期间容易缺乏钙和铁，所以钙和铁也要充分摄入。由于蔬菜中富含的叶酸对预防畸形儿有好处，所以也要多吃新鲜蔬菜。蔬菜中有大量的膳食纤维，因而患有便秘的孕妈妈更要多吃。咸食和刺激性强的食物是孕妈妈们的禁忌。

端正骨盆的磨盘式

如果将身体比作房子，那么骨盆就是房子的基石。如果基石歪了，房子就会倒塌。同样，如果骨盆歪了，就容易诱发腰部或生殖器异常、内脏病、神经痛和妇科病。练习磨盘式可以放松脊柱，矫正歪斜的骨盆和腰部，提高腰部的柔软性，预防腰痛，使骨盆维持正常的状态。

注意事项

1 做该动作时，力量应集中在小腹上。
2 如果感觉到累，可以在骶骨下方垫个毯子或者抱枕。

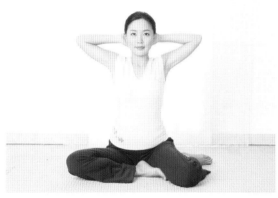

1 左膝贴地，右脚掌贴在左大腿上。两手十指交叉，抱在头后，两肘水平张开。

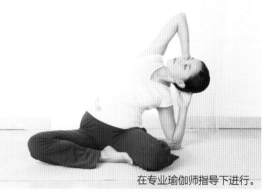

在专业瑜伽师指导下进行。

2 深长地吸气，呼气的同时将身体向左侧倾斜，左肘尽量贴在地面上，视线朝向右肘。

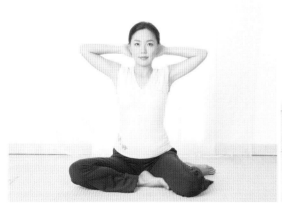

3 吸气，抬起上半身。

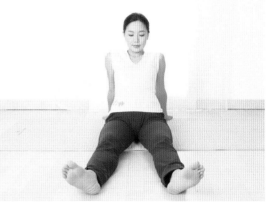

4 另一侧重复同样的动作，呼气，放松全身。

缓解腰痛的向上弯弓式

在前面的孕早期部分，我们已经学习了弓式，而向上弯弓式则是弓式的相反姿势，可通过抬起臀部矫正子宫位置。如果平时上身经常向前弯曲，内脏就会受压迫，引起瘀血，容易产生便秘、消化不良、风湿病、腰痛等症状。向上弯弓式可以完全伸展并强化脊柱，减轻上述症状，治疗不孕、月经不调，缓解孕妈妈因日渐鼓出的腹部而引起的腰痛。

向上弯弓式还能消除颈部和肩部紧张，对日常压力巨大的上班族而言，这是一个非常好的姿势。如果每天反复练习几次，就可以让人拥有灵巧而柔软的身体，给人带来优雅的姿态和稳定感，因而该姿势对缓解忧郁的心情也有不错的效果。

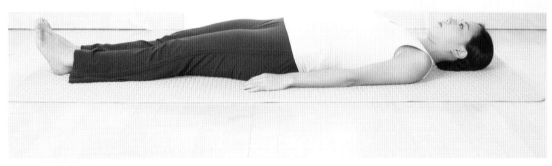

1 仰卧在地面上。

注意事项

1 做腹部必须高于膝盖。

2 可以采用完全休息姿势（摊尸式）放松。

3 在双膝并拢的状态下练习时，运动强度非常大，因此只练习一次即可。

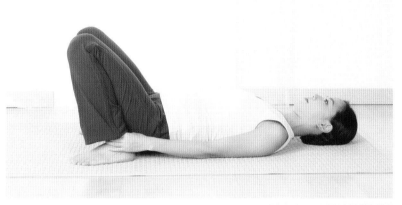

2 两腿膝盖弯曲，两脚自然分开，与肩同宽，然后用两手分别抓住两脚脚踝，让两脚跟贴近臀部。

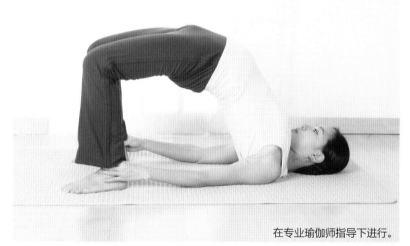

3 吸气并呼气，尽可能抬高臀部，保持腹部高于膝盖的状态，同时均匀地深呼吸。

在专业瑜伽师指导下进行。

4 呼气，将身体缓慢地落到地面上，然后在两腿弯曲的状态下放松。

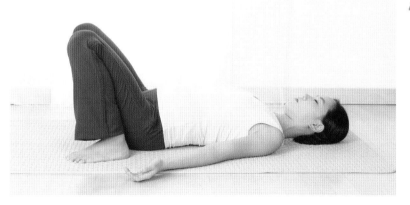

缓解消化不良的牛面式

　　练习牛面式时，如果后背不直，两手就无法在背后相扣，这个姿势可以让人的姿势变得自然端正，同时可刺激肌肉和神经，促进血液循环，有效缓减肩部、颈部和手臂等处肌肉的紧张。牛面式还有助于提高胸部肌肉的弹性和柔韧性，塑造丰满的胸部，同时还能强健骨盆和腿部的肌肉与关节，并起到促进消化的作用。

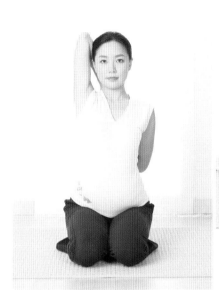 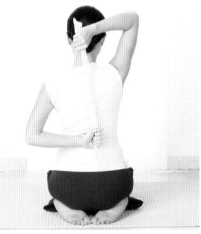

注意事项

如果两手无法相扣，开始时可以借助手巾或纱巾完成动作。每天坚持练习，可强化肩关节。

1 跪坐在地面上。吸气，左臂、右臂分别从下方和上方屈肘折向背后，双手相扣，挺直脊背，呼气。保持该姿势30～60秒，同时保持自然的呼吸。颈和头伸直，目视前方。

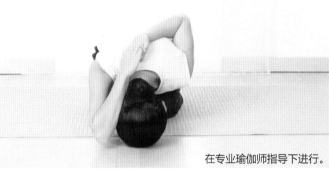

在专业瑜伽师指导下进行。

2 保持双手十指交叉的状态，扩展胸部，深吸气。呼气，上半身向前弯曲，尽量让前额触到地面。吸气，缓慢地抬起上半身，呼气，松开双手。换方向重复相同的动作。

注意事项
1 练习时，双膝分开，肚子碰到腿后身体就不要向下压。
2 可以在膝盖上面盖个毛巾。

▎强健腿的鸭子步

相对来说，农村女性分娩比较容易，这是因为她们经常蹲着干活。这种深蹲姿势可以拉伸骨盆，强化腿部肌肉，因而有助于分娩。

练习鸭子步不仅可以让下半身变柔软，刺激循环系统，预防便秘，还可以促进骨盆的血液循环，强化腿部的肌肉、神经和关节，防止腿部痉挛和静脉肿胀。合掌姿势可以刺激胸部肌肉和乳房。如果在孕晚期经常练习深蹲和鸭子步，会对分娩大有裨益。

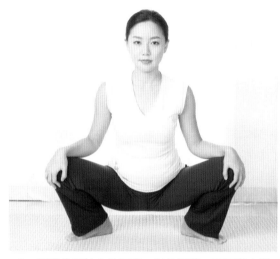

1 两腿分开较大的幅度，身体深蹲，两手放在膝盖上。

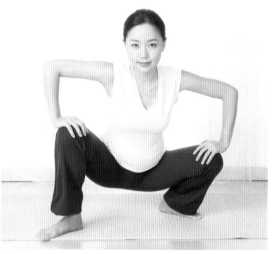

2 在该姿势下缓慢地行走，步幅尽量大一些。

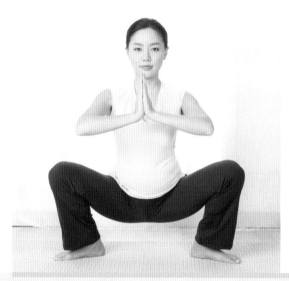

3 走路的时间以不感到吃力为限。走完后，两手合十，两腿分开至比肩略宽。深蹲，进行1分钟左右的深呼吸，然后站起身，用完全休息姿势（摊尸式）放松。

注意事项
练习时间不宜太久。

恢复活力的蝙蝠式

蝙蝠式可以刺激大腿内部的穴位，促进血液循环，让腰和膝关节变得更灵活。因为我们主要依靠腰和膝盖承担身体重量，所以腰和膝盖的灵活性至关重要。蝙蝠式还可以矫正倾斜的骨盆，提高骨盆的柔软性，适当促进骨盆的血液循环，有利于治疗月经不调和不孕症。

蝙蝠式可以拉伸和强化大腿内侧和后侧的肌肉，使子宫保持健康，提高在分娩时起核心作用的骨盆的柔韧性。对孕妈妈们而言，这是一个绝好的姿势。

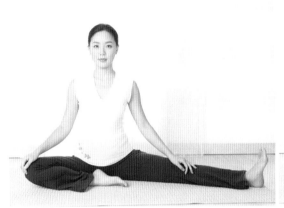 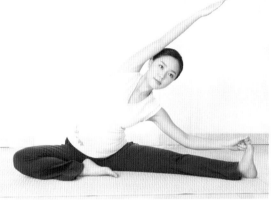

1 坐在地面上，挺直腰背，左腿向一侧伸直，弯曲右膝，让右脚跟贴近会阴部。

2 用左手抓住左脚的大脚趾，右臂向侧面伸直。

蝙蝠式变体 I

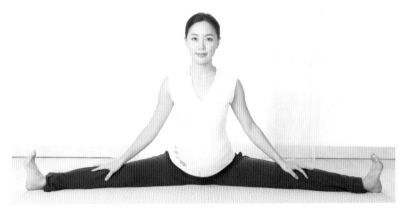

两腿充分地分开，以免给胎儿带来负担。腰背挺直，两脚脚尖向身体方向回勾。初学者也可以伸开脚趾。

蝙蝠式变体 II

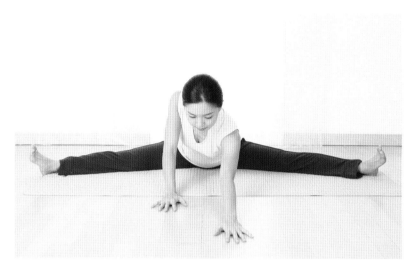

1 和蝙蝠式变体 I 一样，
两腿分开而坐。呼气，
两手向前伸开，上半身
缓缓地向前倾。

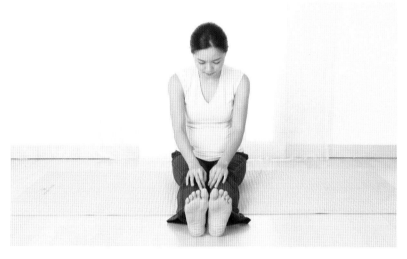

2 吸气，抬起上半身，然
后将两腿并拢。呼气，
放松。

注意事项

1 开始练习之前，两手先轻轻地揉双腿，以放松两腿内
侧的肌肉。

2 分开两腿时不能勉强，要抱着每天拉伸一点的心态，
以不感到痛苦为限。

3 如果出现任何不适症状，应立刻停止练习，并进行
休息。

消除坐骨神经痛的半脊柱扭转式

这个姿势通过扭转脊柱肌肉，帮助肠的蠕动，提高消化吸收能力，缓解便秘，消耗小腹和腰部的脂肪。练习该姿势还可以有效缓解后背疼痛和腰痛，所以可减轻孕妈妈因腹部变大引起的不适。

脊柱扭曲是神经痛和关节炎的首要原因，而练习该姿势就可以让脊柱变得端正挺拔，并将内脏调整到本来的位置。

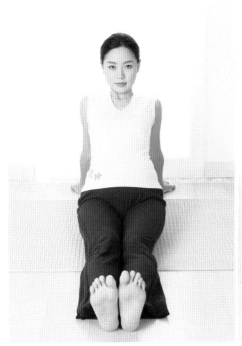

1 坐在地面上，两手按在背后的地面上，两腿向前伸开。

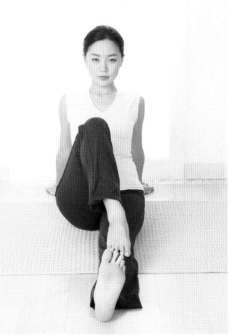

2 抬起右脚，放到左膝上。

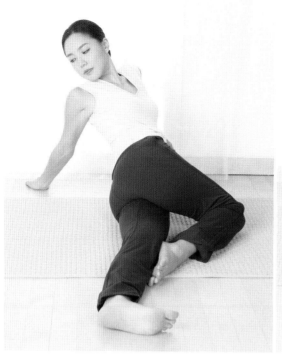

3 呼气，将右膝放到身体左侧的地面上，同时向右侧扭转腰部，以不感到痛苦为限。头也转向右侧，视线越过右肩，注视右手指。

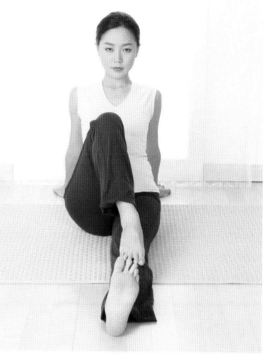

4 吸气，将身体转回正面。呼气，放下右腿。然后将左脚抬起放到右膝上，另一侧做同样的练习。

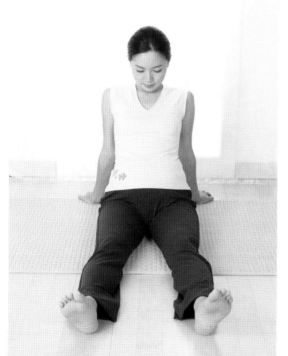

5 充分做完半脊柱扭转式之后，两腿分开，与肩同宽，轻微低头，进行放松。

孕晚期(8～10个月，28周至分娩)

孕晚期是准备分娩的时期。由于离分娩越来越近，胎儿也开始为来到外面的世界而做准备。随着胎儿越来越大，孕妈妈容易失去身体平衡，所以一定要坚持不懈地为维持良好的姿势而努力。在这一时期，孕妈妈应重视胎儿大脑氧气的供给。由于乳房开始产生初乳，所以也要随时注意乳房的保养。平时要注意劳逸结合。

孕晚期的症状

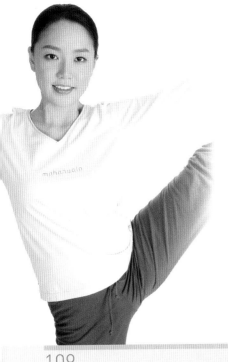

孕晚期出现的典型症状有浮肿、失眠、妊娠纹、倒胎。随着体重的增加，腿、脸、手会产生浮肿。由于体液主要聚集在腿上，所以腿部浮肿最为常见。轻度浮肿是每位孕妈妈都会经历的事情，因而无须过于担心。

为了预防浮肿，最好练习英雄坐、肩倒立式、蝙蝠式等姿势，并注意不要让体重增加过度。如果浮肿的程度特别严重，应去医院检查是否患上了妊娠中毒症。

在孕晚期，有很多原因可导致睡眠困难。首先，随着腹部日渐隆起，卧姿变得很不舒服，而且去卫生间的次数也变得频繁，胎动也十分严重。习惯性失眠对孕妈妈和胎儿都不利，所以一定要通过散步或睡前沐浴来改善睡眠。

妊娠纹是随着腹部隆起而产生的，不仅是腹部，胸部、臀部、大腿处也会出现。妊娠纹尤其青睐于肥胖、皮肤脆弱、腹肌缺乏弹力的人。如果平时注意防止体重增加过猛，同时用精油和乳液进行按摩，并通过瑜伽强化腹肌弹力，就可以避免妊娠纹的产生。

倒胎，顾名思义，是指胎儿的位置与正常相反。一般情况下，胎儿在出生前是头朝下，但也有很多胎儿却是头在上方。虽然大多数胎儿会自动回到正常胎位，但也要提前做好准备。练习合掌合足式可以预防倒胎，练习猫式有助于让胎位归正。

在孕晚期，随时都会出现阵痛，所以外出时一定要带好围产卡、准生证、医保卡和联系方式等。住院时需要的物品也要提前准备好。由于这一时期有早产的危险，所以孕妈妈要特别注意自己的身体状况。即使过了预产期，也要用平和从容的心态耐心等待。要知道腹中的宝宝很清楚自己与妈妈见面的日子，所以准妈妈和准爸爸一定要相信宝宝，耐心等待那一天的到来。

在这段时间里，不仅要继续坚持练习瑜伽体式，还要充分练习分娩时需要的呼吸节奏，以及放松身体的练习。快速呼吸、慢速呼吸、屏息都是分娩时所需要的呼吸法。增强肛门的收缩力和放松力本身就是一种分娩练习，所以一定要坚持。

孕晚期的胎教point

·8个月　保持平和、稳定的心态

此时胎儿已具有听觉和视觉，并拥有厌恶和怀疑等情感，如果母体不安，胎儿也会感到不安，所以孕妈妈要始终保持平和的心态。孕妈妈不妨亲自制作宝宝的用品，这种手工活也会有利于胎儿的大脑发育。在工作的时候，也要让胎儿聆听工作的过程和妈妈的感受。经常给胎儿听舒缓轻柔的音乐，经常去外面散步，让宝宝聆听大自然的声音，并不时告诉宝宝，自己正在愉快地等待他（她）的降生。

·9个月　充分练习分娩时需要的动作、呼吸法和放松法

平时多练习强化腹肌力量和骨盆肌肉的姿势，练习有助于缓解分娩疼痛的动作。和准爸爸一同练习在阵痛时缓解疼痛的呼吸法，并通过冥想训练，获得转换意识的力量，以便在分娩时将注意力从分娩的疼痛中转移出来，去享受愉快的分娩过程。

·10个月　满怀自信，做好迎接新生命的准备

学习产前和阵痛时的按摩方法，做好迎接新生命的准备。每天让宝宝有规律地聆听父母充满爱的声音，并仔细地讲给宝宝自己的一举一动。多去外面散步，一方面让宝宝听大自然的声音，一方面为其供给充分的氧气，以利于宝宝的大脑发育。在这个时期，孕妈妈必须要满怀自信。如果心中充满了自信，就已经为分娩做好了一半的准备。

▎消除疲劳的毛细血管运动

即便是瑜伽的大幅度动作或剧烈运动，也未必会刺激到微小的毛细血管，而毛细血管运动则可以细致、微妙地振动四肢，促进手指尖和脚尖毛细血管的血液循环，逐个刺激那些在剧烈运动中也使用不到的毛细血管、微小的神经组织和身体细胞。

毛细血管运动可以将微小的振动传达给全身，有助于排出体内的废物和毒素，促进血液循环和新陈代谢，让疲劳在瞬间消失。该运动通过直达内脏的振动，保持内脏的健康。对因体重和血液量增加而变得浑身沉重而疲惫的孕妈妈而言，毛细血管运动在缓解疲劳和促进血液循环方面更是有显著的效果。此外，对于断食者、老弱者和患有心脏疾病、精神疾病、高血压、低血压和慢性疲劳的人来说，这也是一种非常好的运动。

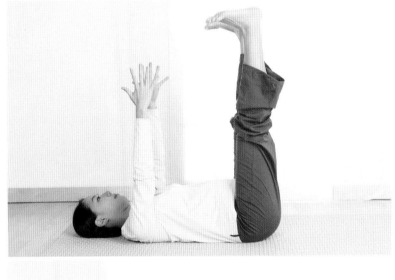

1 仰卧在地面上，举起双臂和双腿，使其与地面垂直，然后双腿和双臂分别沿上下方向和前后方向轻轻振动，持续做5~10分钟为宜。

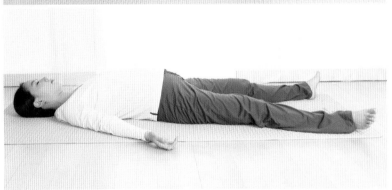

2 振动完成后，将双臂和双腿同时放到地面上，用完全休息姿势（摊尸式）放松。放松的时间与运动的时间相同。

注意事项

1 该运动绝不是晃动或抖动四肢的动作。
2 练习时间不宜太久。

帮助迅速完成顺产的下蹲式

在孕晚期，胎儿下沉，头进入母亲骨盆内，使骨盆更受压迫，瘀血更加严重，直肠功能下降，容易便秘。而下蹲式可以锻炼骨盆肌肉的收缩和放松能力，有助于刺激大肠运动，减少便秘。如果同时练习深呼吸，就可以掌握分娩时自然的节奏，从而有利于顺产。

下蹲式有助于调整骨盆，使骨盆保持正常的功能，同时可以减轻腰痛，锻炼臀部、背部和括约肌等骨盆下面的肌肉，帮助孕妈妈练习分娩时有用的紧张和放松术。下蹲式还可以增强会阴部肌肉的弹性，从而解决因分娩而引起的疲劳、尿失禁等问题。

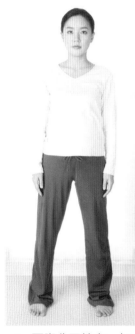 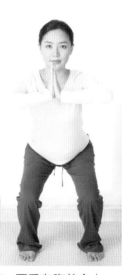 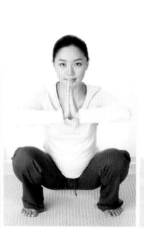 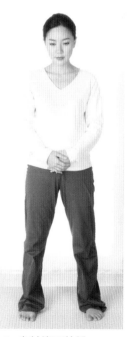

1 两脚分开站立，与肩同宽，脚跟不要离地。两手放在身体两侧。

2 两手在胸前合十。呼气，缓缓地蹲下，感觉好像要把臀部放在两脚之间一样。

3 在心中默数"一、二、三"，吸气，慢慢地提起臀部，站起身。

4 在站姿下放松。

注意事项
1 做该动作时，重点是保持正确的姿势，不要让腰和臀落到后面。
2 孕妇应根据个人情况进行选择性练习。

消除体内毒素的婴儿式

婴儿式是将大腿贴在腹部进行呼吸的姿势，该姿势可以活跃大肠和直肠功能，除去宿便，减少便秘，帮助排气，促进下半身的血液循环，增强大肠和肾脏功能。

婴儿式有助于消除由大肠或肾脏功能低下引起的宿便或者腰痛，对治疗便秘、腹泻、肠易激综合征、痔疮等疾病具有很好的效果，同时还能让皮肤变得更有弹性，富有光泽。

此外，婴儿式姿势通过刺激下半身，可强化膝盖和腰部关节，消除腹部脂肪。如果在分娩中宝宝刚露出的时候做该姿势，并配合适当的呼吸，则可以压迫横膈膜，减小腹内空间，让宝宝更快地娩出。

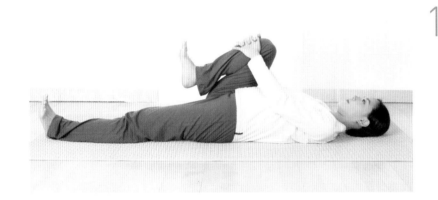

1 仰卧在地面上，两腿并拢，然后弯曲右腿，两手十指交叉，抱住右腿。呼气，将下巴稍微向胸部拉近，同时尽量将右膝向头的方向拉，左脚跟向前用力。

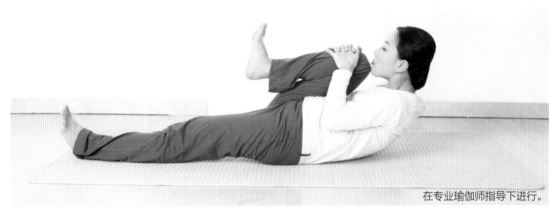

在专业瑜伽师指导下进行。

2 吸气，放松右腿膝盖。呼气，再次将右膝向头部方向拉，同时抬起头，使下巴接触膝盖，并维持该姿势片刻。吸气，再次放松右侧膝盖，呼气，将右腿伸直。左腿也用同样的方法练习。

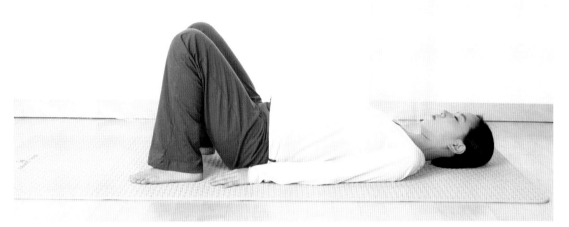

3 两侧都做完后，用完全休息姿势（摊尸式）放松。

注意事项
如果腹部过大，也可以将膝盖向身体外侧拉。

▌婴儿式变体

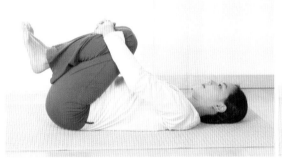

1 仰卧在地面上，两腿同时弯曲，两手十指交叉，抱住膝盖。

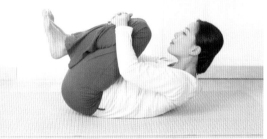

2 呼气，将膝盖尽可能向头部方向拉。吸气，放松两腿。呼气，再次将膝盖拉向头部，同时抬起头，使下巴接触膝盖，并维持该姿势片刻。

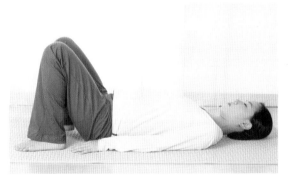

3 吸气，放松两腿。呼气，保持膝盖弯曲的状态，将两脚放到地面上，放松。

纠正姿势的幻椅式

练习幻椅式时，要想象自己好像坐在一把虚拟的椅子上一样。幻椅式有助于提高平衡感，强化腿部肌肉和脚踝，使其得到均匀的锻炼。幻椅式对促进血液循环也有好处，可以减轻浮肿。随着孕妈妈的腹部越来越大，身体重心会向前移，为了保持身体平衡，腹部有向前挺的倾向，这样会增加脊柱和背部肌肉承担的体重，给脊柱带来负担，并由此导致后背疼痛、腿抽筋或尿频。如果孕妈妈练习这个姿势，就可以将身体重心放在骨盆上，同时强化腹部肌肉，使后背挺直。腹部肌肉变柔软后，对分娩也大有帮助。

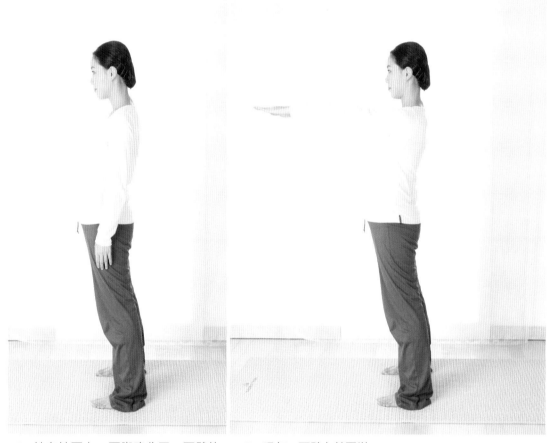

1 站在地面上，两脚略分开，两臂放松，自然垂于身体两侧。

2 吸气，两臂向前平举。

3 呼气，弯曲双膝，下蹲，使臀部与脚跟相接触，后背保
持挺直。

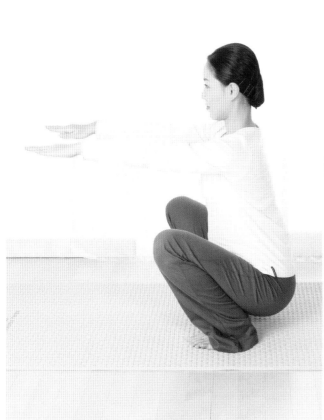

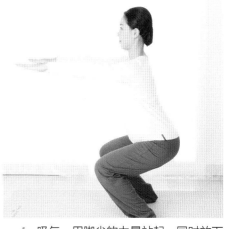

4 吸气，用脚尖的力量站起，同时放下
手臂和脚跟，放松片刻后。此动作重
复两次。

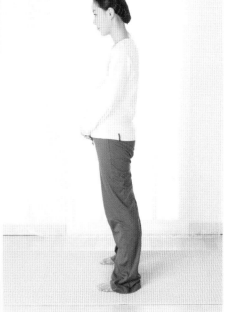

注意事项
可以在身体的正前方摆放一把椅子，练习时可用来支撑手臂，以
保持身体平衡。

5 在站姿状态下放松全身。

缓解分娩疼痛的卧束角式

在孕晚期躺下来练习的卧束角式可以锻炼骨盆、腹部、大腿内侧和腰部等处的肌肉，它比在孕早期练习的束角式更加舒适。

卧束角式可以强化分娩时所需的所有肌肉，使分娩更加轻松。如果每天有规律地练习该体式，就可以促进髋关节、骨盆、腹部等处的血液循环，提高髋关节和骨盆的柔韧性，锻炼腹部肌肉，缓解分娩时的疼痛。此外，卧束角式还有助于强化卵巢功能，促进内分泌，减少月经不调、不孕症、更年期综合征等疾病的发生。

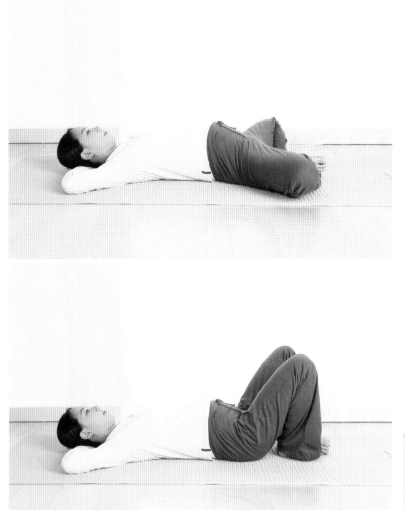

1 仰卧在地面上，双手十指交叉，垫于头下。双膝弯曲并向外折，两脚掌相贴，脚跟尽量靠近会阴部。

2 保持自然的呼吸，同时重复抬起和放下双膝的动作。松开十指交叉的双手，缓慢地将两腿放下，用完全休息姿势（摊尸式）放松。

注意事项
双膝上下摆动时要有节奏，向下摆动时，膝盖要尽可能触到地面。

缓解失眠的鱼式变体

鱼式变体是可以在整个妊娠期间练习的姿势。骨盆的开闭能力和肋骨的开闭能力有着紧密的关系，只有骨盆得到强化、变得柔软，肋骨才能变宽，从而锻炼分娩时所需的肌肉，帮助孕妈妈掌握分娩时的呼吸法。

鱼式变体通过舒展肋骨，可以刺激肺、支气管、甲状腺等胸部周围的器官，增强各器官的功能，保持身心均衡，培养创造力。在孕晚期，剧烈的胎动和沉重的腹部会让孕妈妈睡眠困难，而练习鱼式变体可以让孕妈妈们摆脱失眠的困扰。即便生产后，这也是一个非常有用的姿势。

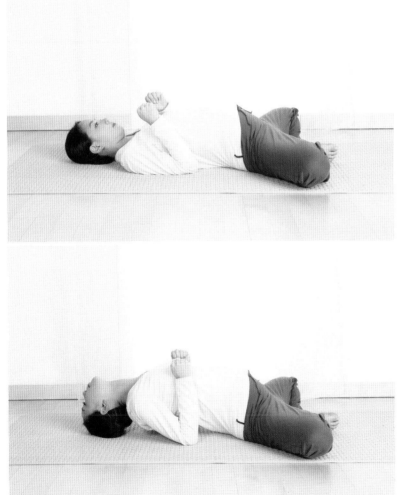

1 仰卧在地面上，两脚掌相贴，脚跟向身体方向拉。双膝弯曲并向外折，膝盖紧贴地面。两手握拳，立起两肘，靠在胸两侧。

2 吸气，两肘用力按压地面，将胸部向上抬起，同时头向后仰，使头顶触地。此时双膝进一步分开，尽量贴在地面上。在该姿势下做腹式呼吸，维持30秒左右，然后用完全休息姿势（摊尸式）放松。

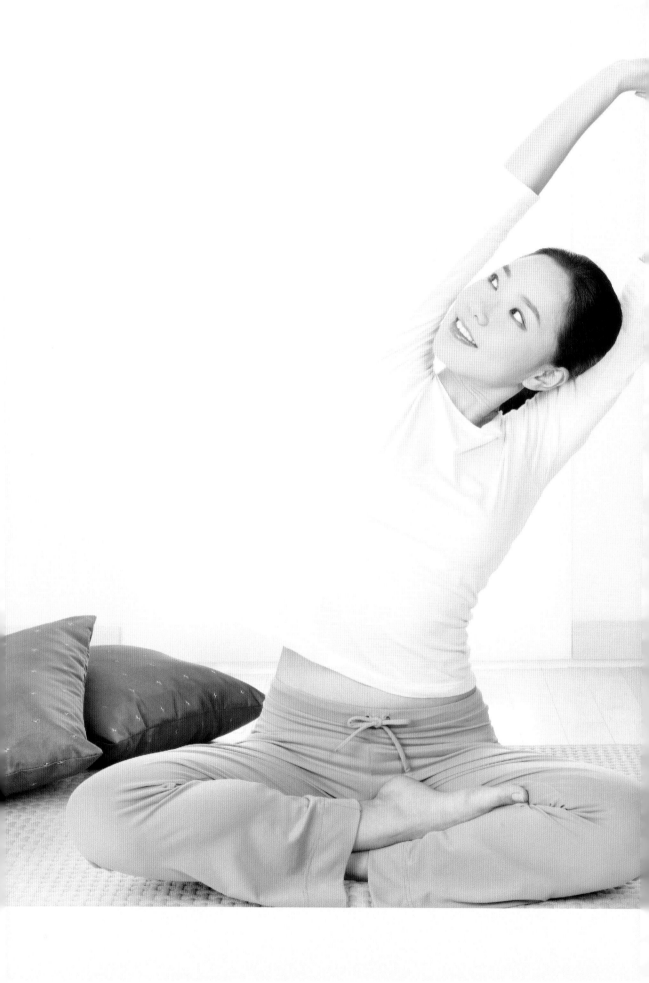

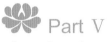

Part V

分娩时的呼吸法和恢复身材的产后瑜伽

分娩时最重要的是消除由疼痛引起的紧张，以从容的心态应对分娩。我们之前一直练习瑜伽，正是为了迎接这一时刻的到来。孕妈妈们要通过多种呼吸法和放松法消除紧张，将分娩之痛视为迎接新生命诞生的"快乐的痛"。如果在产后继续坚持练习瑜伽，则可在短时间内恢复健康优美的身姿。

分娩时的瑜伽和产后瑜伽

宝宝何时出生，并不取决于现代医学计算出来的预产期。当宝宝自己做好出生准备时，自然就会降临到这个世界上。分娩是胎宝宝和孕妈妈共同进行的神圣的事情。当宝宝想要出生时，就会给孕妈妈发送信号，也就是阵痛。阵痛是因子宫收缩而引起的。孕妈妈在分娩时并不能仅靠自己一个人的力量，而是应当配合宝宝要出生的节奏，用恰当的呼吸和力量帮助宝宝来到这个世界。

变分娩之痛为"快乐的痛"

分娩时孕妈妈会感到阵痛，在恐惧心理的作用下，孕妈妈感到的疼痛会比实际由子宫收缩引起的疼痛更加剧烈，这会让承受压力相当于母体数倍的宝宝更加艰辛。因此，孕妈妈的心理状态在分娩时起着非同寻常的作用。

如果孕妈妈在孕期坚持练习瑜伽，从出现分娩征兆到分娩所需的时间就会比普通孕妇短得多。因为练习瑜伽可以提高全身肌肉的柔韧性和弹性，提高腹压，增强呼吸能力，最重要的是可以增强骨盆底肌肉的力量和子宫口的弹性。

但即便一直坚持练习瑜伽，在产前也必须进行充分的呼吸练习，以便更容易地分娩。出现阵痛后，产妇就可以应用此前练习的瑜伽呼吸法，放松全身的力量，有节奏地配合着子宫收缩，将注意力集中在呼吸上，这样既可以为胎儿供给更多的氧气，又能有效防止孕妈妈的肌肉紧张。当阵痛越来越剧烈时，即便是注意力只集中于呼吸上，也可以大大缓解疼痛。如果呼吸和子宫收缩和谐统一，就可以更加顺利地完成分娩。

影响分娩的最重要因素是孕妈妈的身体状况。如果将身体锻炼成能够适应分娩过程的能动性身体，孕妈妈就能以顺产的方式产下健康的宝宝，同时自己也能保持健康的身体。如果在孕期坚持练习瑜伽，就可以满怀自信，用平和幸福的心态将分娩之痛变为"快乐的痛"。

让产后更美更健康

通过自然分娩平安生下健康的宝宝之后，新妈妈就进入了恢复身体的产后调理阶段。产后调理阶段被称为产褥期，它是指分娩时产生的子宫内伤口完全愈合、母体和子宫状态恢复到孕前状态的时期。

新妈妈们产后的身体恢复能力特别强，大多只需6~8周就能恢复到孕前的状态。身体恢复的时间长短取决于新妈妈的健康和营养状况、日常生活态度和哺乳状态。因为产褥期度过的方式不同，身体可能受到伤害，也可能比孕前更加健康。因此，一定要努力让身心在短时间内回到原来的状态。

妊娠时间需近10个月，那么产后恢复健康也需要同样的时间吗？心理上的恢复在产后几小时或几天之内即可完成，而身体上的恢复则需要几周甚至更长的时间。如果采用的是自然分娩方式，产后24小时内就要开始简单地走路，并至少在此后7个月内坚持不懈、循序渐进地练习产后瑜伽。

分娩之后，新妈妈的骨盆和子宫口是张开的，骨盆收缩是左右分别进行的，因此在产后的两周内，最好通过轻松的走路和适当的呼吸法，恢复骨盆的均衡，尽快恢复健康。

如果在产后练习正确的瑜伽体式，就可以使血液循环变畅通，同时收缩并强化已变得松弛的骨盆、括约肌、腹部肌肉、子宫及韧带，让骨盆肌肉和包围骨盆的器官和组织、生殖器官的结构和肌肉恢复正常。

如果在妊娠期间坚持练习瑜伽，做产后瑜伽就会非常轻松，因为所有肌肉已经处于准备妥当的状态。新妈妈开始练习产后瑜伽的时间越早，就越有助于变得更加美丽和健康。尽快开始并反复练习产后瑜伽，是成功进行产后恢复的秘诀之一。

然而，由于身体状态和分娩情况因人而异，所以新妈妈必须根据自己的情况进行练习，绝不能超出自己的能力限度。只有进行适度的瑜伽练习，才能更快地恢复健康。

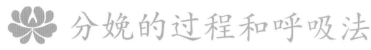

分娩的过程和呼吸法

　　因为孕妈妈在孕前和怀孕期间生活方式不同，胎儿通过骨盆从母体娩出的时间也相差悬殊。通常初产妇为14～15小时，经产妇为4～5小时。

　　对于一直练习瑜伽的孕妈妈，即使是初次生产，也可以大大缩短分娩时间。普通人从进入产房到宝宝出生需要2小时左右，而坚持练习瑜伽的孕妈妈最长只需要1小时。分娩的过程可以分为宫口扩张期、胎儿娩出期、胎盘娩出期三个产程。

第一产程 宫口扩张期

　　宫口扩张期从产生约10分钟间隔的阵痛开始，到宫颈口完全扩张至胎儿能够通过的9～10厘米、羊水破裂为止。

　　初产妇分娩通常需要十多小时，经产妇需要5小时左右。虽然宫口扩张期的时间较长，但初期的阵痛还在可以忍受的范围内。在这一阶段，孕妈妈可以用腹式呼吸进行深长而均匀的呼吸，最大限度地放松身体。侧卧是该阶段最舒适的姿势。

　　到了宫口扩张期的后半段，每隔1～2分钟就会有1分30秒的阵痛，宫颈口最终会扩张至9～10厘米。阵痛严重时，做腹式呼吸会有困难，此时孕妈妈可以换成胸式呼吸，并将意识集中在呼吸上而不是疼痛。当子宫开始收缩时，要放松全身，有节奏地用鼻吸气，用嘴呼气。当子宫收缩变得更加严重时，就要加快呼吸的速度。

- **不要紧张。**在分娩末期，子宫收缩是自然现象，所以无须紧张。
- **尽量放松阴道肌肉。**与排便时需要放松肌肉的原理相同，肌肉紧张是分娩后期绝对的禁忌。
- **不要在面部用力，而是要在小腹上用力，尽全力将腹中的宝宝向下推。**当子宫收缩和产妇的推力相结合时，胎儿就会从母体中娩出。
- **子宫每次收缩时，呼吸一次或两次。**尤其在胎儿将要娩出的瞬间，要缓慢而有力地呼气。
- **听从助产士指令。**当助产士不让用力时，应能做到立刻停止用力。
- **强化腹部肌肉力量。**腹部肌肉在分娩时会起到至关重要的作用，因而在产前务必强化腹部肌肉的力量。

第二产程 胎儿娩出期

胎儿娩出期是指从宫颈口完全打开到宝宝出生的这段时间。在这一阶段，胎儿会按照头、肩、腰、腿的顺序，旋转着从阴道娩出。

在胎儿娩出期，阵痛的强度会越来越大，时间也越来越长。在这一阶段，孕妈妈要稍微抬起头和上身，下巴贴近胸部，两腿尽量分开较大幅度，在阵痛时深吸气，呼出少量气体后屏住呼吸，腹部向肛门方向长时间用力。只有在15～20秒内始终竭尽全力，才能有效地推动胎儿。

没有阵痛时，绝对不可以用力。阵痛平息时，必须放松整个身体，至少充分休息2～3分钟。只有放松感到疼痛的部位，才能减轻疼痛。

如果胎儿的头已经露出，则要轻轻地呼吸，绝对不可用力。因为如果继续用力，就可能导致会阴部撕裂。

阶段	第一产程（宫口扩张期）	
胎儿状态	胎儿下巴贴于胸部，开始缓慢下沉。	在第一产程末期，阵痛变得剧烈，胎儿的头部用力推子宫口，继续下沉。
呼吸法和放松法	腹式呼吸，侧卧	腹式呼吸+短呼吸，按压
阵痛，压迫	5～10分钟	3～5分钟
分娩瑜伽	阵痛时用腹式呼吸法呼吸，阵痛停止时以侧卧姿势放松。	疼痛剧烈时，采用按摩或压迫法，同时伴随短促的呼吸。

此时，即使用嘴短而轻地呼吸，宝宝的头也会娩出，紧接着是肩部娩出，此时疼痛会立即消失，整个身体变得舒适，同时还可以听到宝宝的第一声啼哭。

第三产程 胎盘娩出期

胎盘娩出期是从胎儿娩出到胎盘及附着的卵膜完全娩出的时期，初产妇需要15~30分钟，经产妇需要10~20分钟。胎儿娩出后，频繁的阵痛会暂时停止，然后子宫会再次收缩，使子宫壁上的胎盘及少量出血一同娩出。

这一阶段虽然也有阵痛，但程度较轻，不会感到剧烈的疼痛。偶尔疼痛严重时，可将脚踝向内弯折，脚跟向外，跟腱绷直，同时呼气，这样就能大大缓解疼痛。

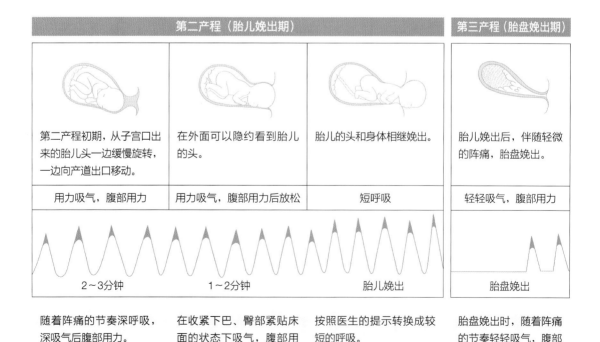

第二产程（胎儿娩出期）			第三产程（胎盘娩出期）
第二产程初期，从子宫口出来的胎儿头一边缓慢旋转，一边向产道出口移动。	在外面可以隐约看到胎儿的头。	胎儿的头和身体相继娩出。	胎儿娩出后，伴随轻微的阵痛，胎盘娩出。
用力吸气，腹部用力	用力吸气，腹部用力后放松	短呼吸	轻轻吸气，腹部用力
2~3分钟	1~2分钟	胎儿娩出	胎盘娩出
随着阵痛的节奏深呼吸，深吸气后腹部用力。	在收紧下巴、臀部紧贴床面的状态下吸气，腹部用力，然后放松。	按照医生的提示转换成较短的呼吸。	胎盘娩出时，随着阵痛的节奏轻轻吸气，腹部用力。

第一产程（宫口扩张期）呼吸法

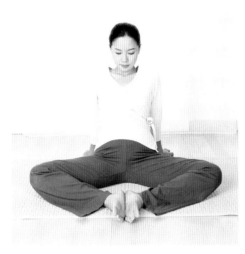

1 子宫口0~3厘米

轻柔、深长、有规律的腹式呼吸。子宫收缩时，必须尽量用鼻深呼吸，同时将力量集中在放松骨盆底上。从阵痛即将来临时起，每次呼吸要缓慢地持续6~10秒。这种呼吸法可以在仰卧姿、侧卧姿（左右）、坐姿、站姿等所有姿势下进行。在子宫收缩的间隙自然地呼吸。

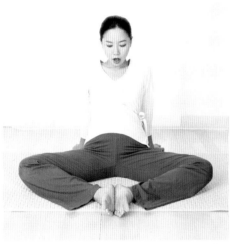

2 子宫口 4~7厘米

子宫收缩期间采用浅呼吸。子宫开始收缩后，用鼻轻轻地吸气、呼气，然后换成浅呼吸（逐渐用嘴大口地吸气和呼气）。

腹式呼吸的过程：

加速 用嘴吸气2秒（哈），再用嘴呼气2秒（呼）。

顶点 子宫收缩达到顶峰时，用嘴吸气1秒（哈），再用嘴呼气1秒（呼）。

减速 子宫收缩达到顶峰后，呼吸节奏应和收缩的强度相一致。

用深呼吸结束腹式呼吸，然后自然地呼吸。

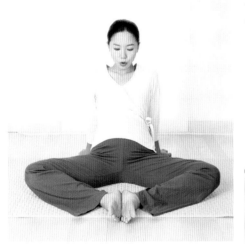

3 子宫口 8~10厘米

此时想要推动胎儿的欲望变得更加强烈。轻轻地用嘴吸气，在心中默数"一、二、三、四"，然后呼气（呼）。当想要推动胎儿的欲望越来越大，变得无法承受，迫切想要用力的时候，精力充沛地将气体完全呼出（呼~呼~呼，或呼~呼~呼~哈）。此时依然不能用力。

注意事项

在子宫收缩的间隙，应尽量充分地放松，以节省能量，为子宫移动营造最好的条件。

第二产程（胎儿娩出期）呼吸法

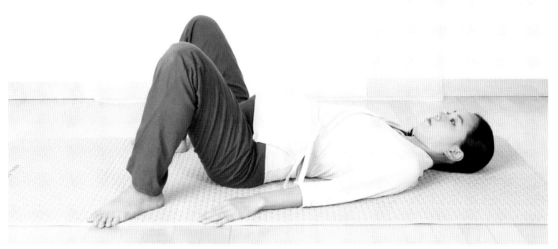

1 取仰卧姿，立起膝盖，两臂自然地放在身体两侧。

注意事项

1 胎儿的头娩出后，不可用力。

2 如果将手放在胸上，短促呼吸会更加容易。

3 快速呼吸可以为胎儿和子宫提供充分的氧气。

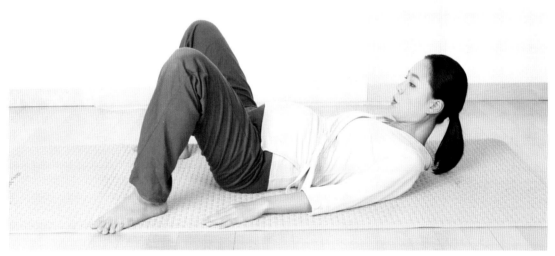

2 子宫收缩开始时，做几次深呼吸，然后用嘴完全吸气，呼出少许后屏气，并让下颌贴近胸部。抬头，用嘴呼气，然后再次吸气。重复2次。

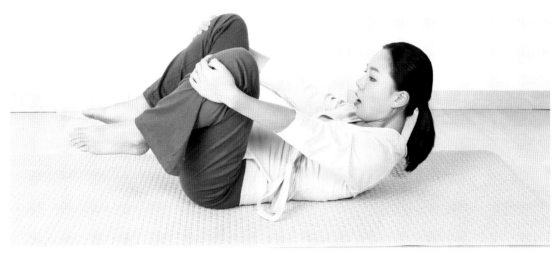

3 用嘴深吸气，呼出少许后屏气，在屏气状态下用力，就像排便一样。通常情况下可以
　推3次。腹部用力时，如果抬下颌或挺腰，会妨碍胎儿娩出，因而要保持原姿势不动
　或用手抱住膝盖。呼吸要尽量长一些，每次要持续用力15~20秒。

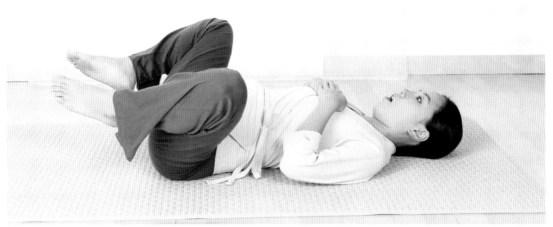

4 子宫收缩开始时，用鼻深吸气，再用嘴缓慢地呼气。随着收缩越来越强烈，呼吸的频
　率变得越来越紧凑，此时要根据子宫收缩的节奏做短促呼吸，即用嘴轻而浅地吸气，
　再用嘴短促地呼气。多次重复"先用嘴逐渐加快呼吸速度，然后再逐渐变慢变浅"的
　呼吸方式（最多重复12次）。

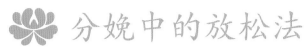

分娩中的放松法

　　分娩是女人一生中最艰难、压力最大的时刻，但如果在妊娠期间坚持做放松练习，就可以消除身心的压力。

　　即使平时一直坚持练习，要想在分娩时放松也并非易事。由于分娩时周期性阵痛一直在持续，所以无法长久保持舒适的姿势，需要经常改变姿势。缓解分娩痛苦的方法几乎可以在瑜伽的所有姿势中选择，因而孕妈妈可以选择最适合自己的姿势和方法。当阵痛严重得无法放松时，即便是只将注意力集中在呼吸上，也会有很大帮助。

　　即便在妊娠期间坚持全身心练习瑜伽，当分娩真的来临时，也不免会产生恐惧心理。这种对分娩的担心和恐惧会使孕妈妈变得紧张，使子宫活动中止，从而妨碍正常的生产。

　　阵痛发生在子宫收缩的同时，这是胎儿将要娩出的信号。如果孕妈妈在这时紧张，子宫和阴道口周围的肌肉就会收紧，从而妨碍阴道口打开，使胎儿娩出的时间变长。阵痛并不是每时每刻都在持续，而是具有周期性，时有时无、断断续续，所以中间有放松的机会。当阵痛剧烈时，可以通过呼吸或放松等多种方法缓解疼痛，并且可以通过短暂的休息最大限度地放松身体。

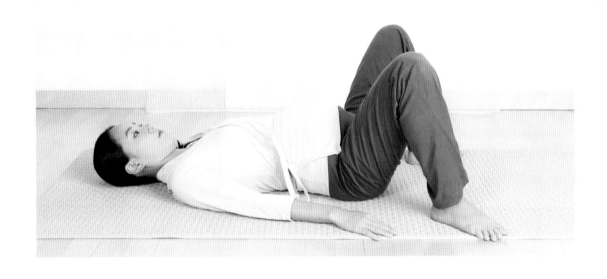

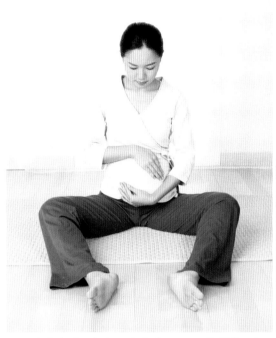

1 当小腹或腰部有压迫感时，两手手指并拢，轻揉腹部或腰部。

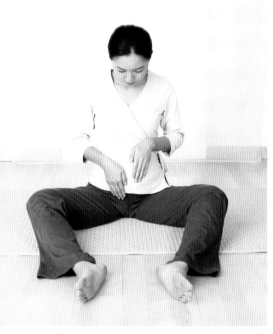

2 配合着呼吸的节奏，两手呈圆形或直线形抚摸左右两侧的腹部。

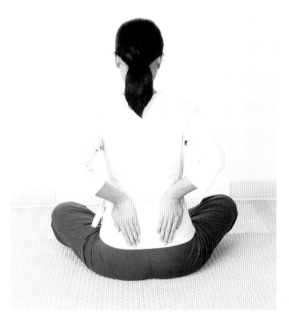

3 配合呼吸的节奏，两手手指并拢，抚摸腰部。

压迫法

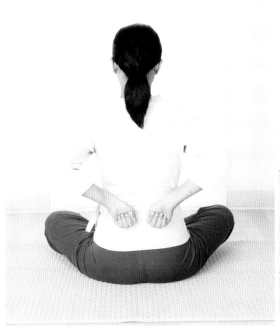

1 当腰痛或因子宫剧烈收缩而呼气困难时，两手握拳，按压腰部脊柱的周围。

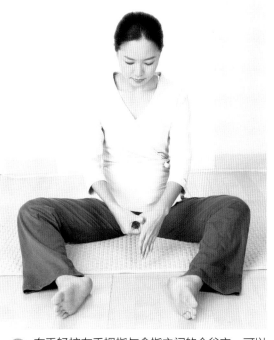

2 右手轻按左手拇指与食指之间的合谷穴，可以缓解疼痛。

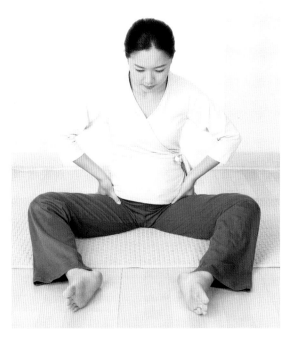

3 当子宫收缩变得强烈，腹式呼吸变得困难时，用两手拇指压迫小腹和两大腿之间的部位。

消除紧张的姿势

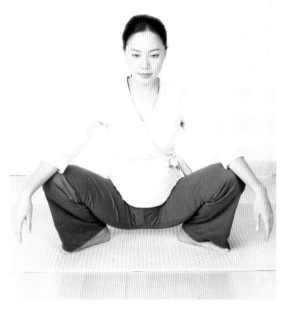

当胎儿下沉、临近分娩时，孕妈妈在被送到产房之前，应当用最自由舒适的姿势消除紧张，可以不断改变姿势，也可以利用枕头和靠垫。阵痛不严重时，可以走路、下蹲、爬行或是坐下，用自己舒适的姿势缓解疼痛。

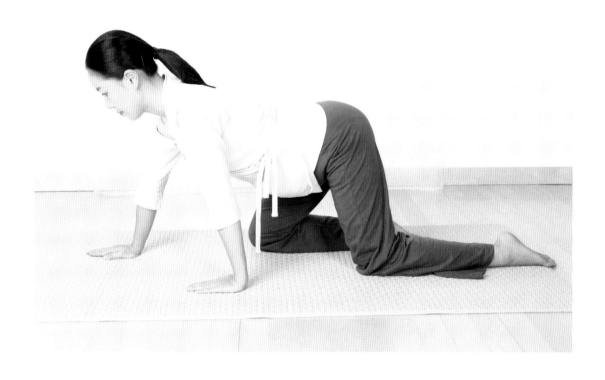

敷法

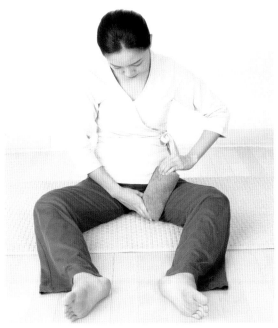

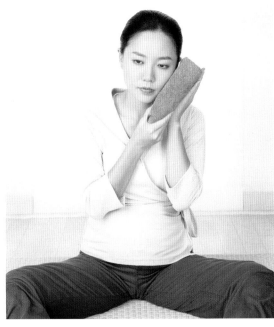

用热毛巾敷疼痛的腹部、腰部、背部、大腿内侧等
部位，可暂时减轻疼痛。用毛巾擦脸，会大大改善
心情。

放松

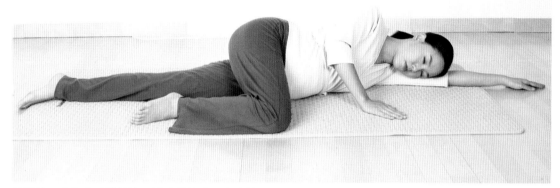

放松法可分为主动放松法和被动放松法。主动放松法是通过刺激肌肉和关节，有意识地缓解肌肉的紧张；被动放松法是放松全身所有部位，在有意识地放松身体的同时，减轻分娩的痛苦。当全身得到放松后，会分泌松弛激素，它可进一步促进放松，同时还会促进脑内啡呔的分泌，以减轻痛苦，迅速打开子宫口，使阵痛时间变短，从而缩短分娩的过程。

分娩环境我做主

1 明亮的照明和噪声会给孕妈妈和胎儿带来负担，因而产房照明不宜过亮，而且要减少噪声。

2 避免使用引产、抑制剂、子宫收缩剂和会阴切开术等各种人为干预手段。

3 让准爸爸或其他家人进入产房，有利于帮助孕妈妈稳定情绪。

4 可以在分娩时放一些自己喜欢的音乐或准备自己喜欢的香气。

5 阵痛来临时，可以变换各种姿势，以减轻疼痛。分娩时也可以自由地采用坐姿、站姿、俯卧姿等姿势。

6 胎儿娩出后不要倒举婴儿或拍打臀部，要将双手放在腋下抓住婴儿。

7 宝宝出生后，立即让其趴在妈妈的左胸上，聆听妈妈的心跳声。

8 让宝宝在出生后30分钟内吮吸奶头，有利于成功的母乳喂养。

9 脐带不宜立即剪断，应在宝宝出生5分钟后脐带的脉搏停止后再剪断，使宝宝自然地从依靠脐带呼吸转换为肺呼吸。

10 胎脂中含有预防黄疸的成分，所以不要擦掉胎脂，也不要给宝宝洗澡。

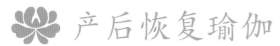

产后恢复瑜伽

新妈妈产下健康的宝宝时，在宝宝出生那一瞬间内心会充满感动和顺产的喜悦。如果在此时看到可爱的宝宝，心中就会充满自信，似乎没有什么不能做的事，身体也立即变得轻快无比，仿佛要飞起来一样。然而，随之而来的育儿和家务可不是什么轻松事。只有重视产后调理，尽快恢复身心健康，宝宝和妈妈才能双双获得幸福。

有助于身体恢复的放松训练

分娩是一个十分艰辛的过程，需要消耗巨大的体力，所以分娩后的两周时间内需要绝对的静养和舒适的休息，必须让10个月来扩张到最大限度的子宫收缩恢复到原来的大小，回到骨盆里。激素的分泌也回到正常，从这时开始分泌母乳。尽管产后恢复的时间因人而异，但基本上回到正常的状态需要六周左右的时间。

虽说是产后调理，但也不能一直卧床。若要恢复到孕前的健康状态，即使在产后调理期间，也一定要做放松训练，以减轻育儿和家务劳动带来的压力。

放松训练可以随时练习。在给宝宝喂奶时、练习产后瑜伽时、冥想时、休息时，都要放松全身，保持正确的姿势和有规律的呼吸。如果用舒适平和的心态来做消除紧张与压力的放松训练，就可以更加迅速地完成产后恢复。

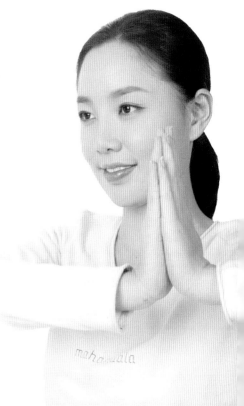

排出废物的产后瑜伽

正常分娩后，将胎盘和其他附属物统统排出的过程可称为"肉体的净化过程"。这些废物在中医学中叫作瘀血。只有将身体内所有的废物排出体外，才能避免或彻底治愈产后容易出现的子宫和骨盆疼痛、腰痛、贫血、头痛、颈部和肩部酸痛、浮肿等症状，并起到放松的效果。

如果分娩时被注射了催产针，或者做了剖腹产手术，被打了麻醉剂，就更要及时排出废物。腹式呼吸可以供给大量氧气，排出体内的大量毒素、废物和二氧化碳。因此，产后有规律、坚持不懈地练习腹式呼吸是必不可少的。

为了健康和美丽的产后瑜伽

产后瑜伽的目的是强化产后扩张的胸部肌肉，收缩被拉伸的腹部和骨盆肌肉，使其具有弹性。练习正式的产后瑜伽动作时，姿势一定要正确，尤其是要把注意力集中在收缩骨盆底肌肉上，因为骨盆底肌肉的收缩可以促进血液循环，从而提高身体恢复的速度。再者，如果不收缩骨盆、不扩展胸部，就不容易分泌母乳。

产后一个星期内，要练习轻松的走路以及腹式呼吸、仰卧回勾脚尖、收缩肛门、俯卧放松姿势，以促进血液循环，迅速恢复由分娩引起的疲劳。产后恢复的速度因人而异，新妈妈要根据自己的身体状态进行练习，然后逐渐加大强度。

对于通过剖腹产分娩的新妈妈，由于分娩时没有用力，所以产后恢复比自然分娩要慢。剖腹产的新妈妈们一定要通过收缩肛门等运动强化腹部肌肉的弹性。在妊娠期间练习的瑜伽动作也可以根据产后的身体恢复状态适当地练习。

练习产后瑜伽的注意事项

产后瑜伽从分娩当天就要开始，首先练习轻松的祛风系列或敲打全身等柔和的动作，并配合腹式呼吸。

由于新妈妈的呼吸比产前弱，所以要先进行几次缓慢的深呼吸，然后再开始瑜伽练习。瑜伽练习每天可以分几次来做，不要一开始就做过多练习，以免给身体带来负担。

在练习瑜伽的过程中，如果出现气喘、头晕、疲劳等症状，要立即停止，并就地躺下，充分地休息。

由于呼吸往往与瑜伽动作是一致的，所以不要屏住呼吸。做瑜伽动作时，要缓慢而正确。

练习瑜伽之前要先给宝宝哺乳，清空乳汁。

在月子期间，不能做正式、高强度的瑜伽体式。在产后分泌物完全消失之前，应慎做给腹部施加强烈压力的姿势。

走路、收缩会阴部运动、俯卧放松姿势和腹式呼吸是每天必须坚持练习的项目。

产后的饮食和营养摄取

1 **食谱以蛋白质和铁为主。**
多吃肉类、鸡蛋、豆类、海带、莲藕等，以恢复因出血和恶露丧失的元气，补充营养。

2 **忌辣食和咸食。**
因为辣食和咸食会让产后浮肿更加严重。

3 **多食能减少便秘的食物。**
多喝水，多吃含有丰富膳食纤维的蔬菜。

4 **哺乳中的新妈妈需要更多的营养。**
为了分泌充足的母乳，需均衡摄入谷类、脂肪、维生素C和钙。

5 **避免吃冷、酸、硬的食物。**
产后牙齿会变松动，所以应避免吃冷、酸、硬的食物。

6 **不可过度摄入营养。**
不可过度摄入营养，以免产后身体变得臃肿肥胖。

7 **充分摄取水分和蛋白质。**
对于用母乳喂养婴儿的新妈妈，要摄取大量水分，并充分摄取蛋白质，以提高母乳质量。

8 **少吃即时食品或加工食品。**
方便面、鱼丸、香肠、比萨、汉堡包、饼干、清凉饮料等即时食品或加工食品会降低母乳质量，延缓产后恢复，所以不要食用。

9 **哺乳期禁刺激性物质。**
在哺乳期，酒、烟、咖啡、可乐、药等是绝对的禁忌。

消除腿部瘀血的仰卧交替勾脚尖运动

　　回勾脚尖可以刺激与膀胱相连的经络，让生殖器官变结实，帮助子宫恢复。一同进行的转动脚踝动作可有效防止产后血液凝固，并有助于消除腿部的瘀血。

　　如果在转动脚踝的同时转动手腕和颈部，可以促进气血循环，所以在产后的一周里，最好每天将这些动作重复几次。

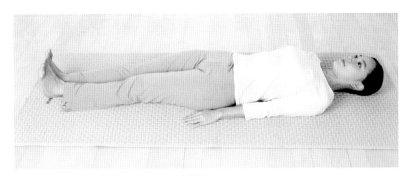

1 端正地仰卧在地面上，两腿并拢。

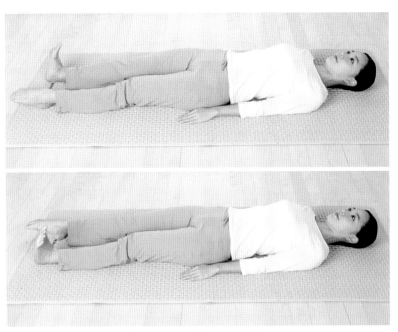

2 两脚脚尖交替向身体方向回勾，重复10次以上。

防止子宫后倾的俯卧放松姿势

这是倾斜骨盆的姿势,可以让子宫在产后像之前一样向前倾。如果子宫后倾,就会产生腰痛等多种症状。该姿势有助于子宫和骨盆内的其他器官回到正常的位置,对促进阴道肌肉运动和骨盆收缩也有好处。该姿势还可以减轻会阴部缝合部位的疼痛,因而是对产后十分有益的姿势。

俯卧放松姿势可以在产后立即开始练习。这是一个可以在舒适和愉快的环境中进行放松的姿势。若要取得理想的效果,需要每天练习2次,共20分钟左右。

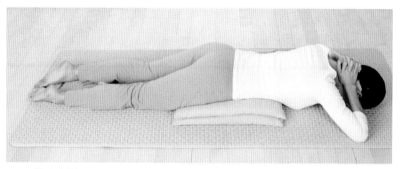

1　俯卧在地面上,两手十指交叉,抱在颈部后面,放松四肢,前额贴在地面上。

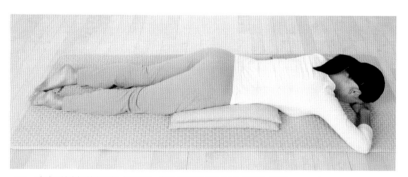

2　有规律地进行腹式呼吸(吸气与呼气的时间比例为1:1)。

注意事项

在小腹下面垫上枕头或薄靠垫,可以提起子宫,使后背变端正,腹部变舒适。

帮助子宫收缩的蝗虫式

蝗虫式可以刺激后背和下腹，对腰痛、内脏异常、便秘有特效，有助于子宫回到原来的位置。由于蝗虫式强烈地收缩腰部和背部肌肉，所以可以让腰部更加紧实苗条。蝗虫式在臀部用力，因而有助于让骨盆和子宫收缩更加容易、迅速。

1 俯卧在地面上，前额贴地，两手握拳，拇指在内，手背向上，放在小腹下。

2 均匀地呼吸，然后两手用力按压地面，吸气，举起两腿，用胸部和下颌支撑全身的重量。

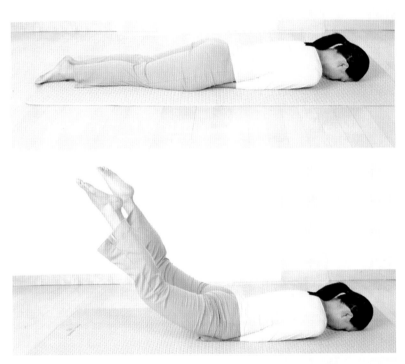

3 两腿伸直，坚持几秒钟，呼气，将两腿缓慢地放下，进行放松。

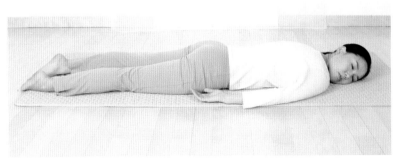

缓解痔疮和腰痛的骨盆恢复姿势

　　骨盆恢复姿势可以刺激阴道和肛门附近的肌肉，对改善子宫脱水和阴道壁弛缓症具有良好的效果。该姿势还可以预防痔疮，强化腹部和背部肌肉，缓解腰痛，柔韧颈部、肩部和背部。作为提臀的姿势，该姿势通过运动臀部肌肉和腹部肌肉端正骨盆。

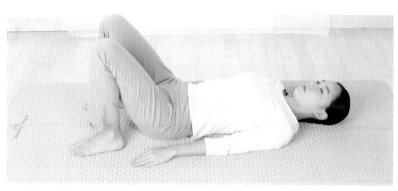

1 仰卧在地面上，两腿弯曲，脚掌着地，两脚分开至与腰同宽，两手放在臀部两侧的地面上，掌心向下。

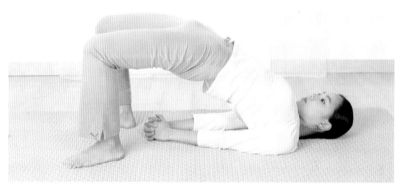

2 吸气，将臀部向上抬起，两手十指交叉，保持身体稳定。尽力收缩臀部、阴道和骨盆，在保持身体紧张的状态下，将全身重量落在肩部和颈后部。

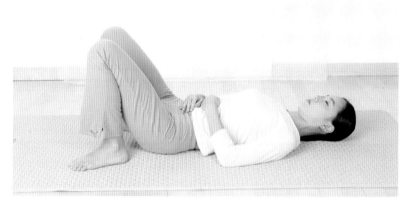

3 呼气，将身体缓缓落到地面上，两手放在腹部，在膝盖立起的状态下放松。

恢复腰部弹性、按摩臀部的仰卧扭转姿势

　　仰卧扭转姿势可以强烈地收紧妊娠期间扩张的子宫和骨盆，使其回到原来的位置，同时还可以除去腹部和腰部的赘肉，塑造苗条的身材。

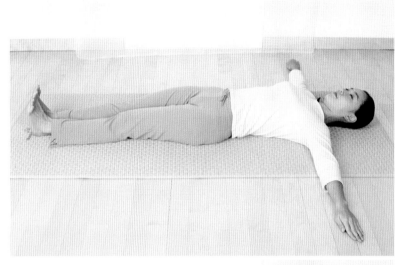

1 仰卧在地面上，两臂在身体两侧水平仲开，掌心向下。

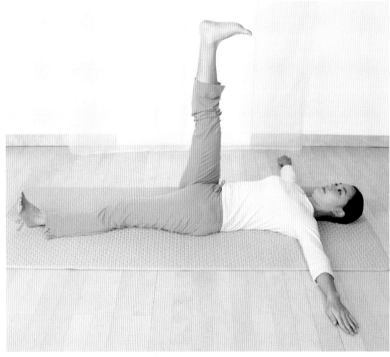

2 两脚脚尖向身体方向回勾，跟腱绷直，然后吸气，抬起右腿，直到与地面垂直，此时膝盖要伸直。

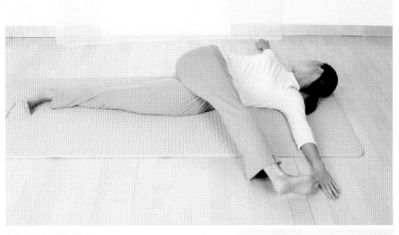

3 呼气，将右腿翻到身体左侧的地面上，同时头转向右侧，注意双肩不要离开地面。吸气，再次将右腿举到与地面垂直姿势，然后呼气。

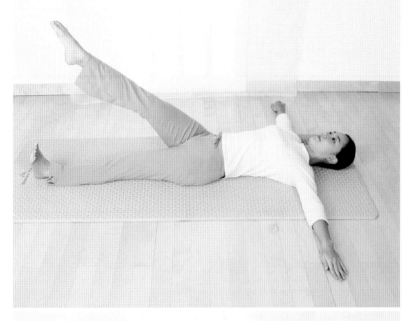

4 在右脚脚面绷直的状态下，缓慢地放下右腿。另一侧也重复同样的动作练习。

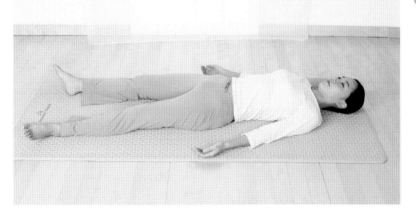

5 用完全休息姿势（摊尸式）放松。

消除身心疲劳的毛细血管运动

产后新陈代谢变旺盛，激素分泌回到正常，在此过程中需要消耗大量的能量。哺乳和育儿也会让新妈妈疲惫不堪，从而患上产后神经衰弱。产后恢复的速度取决于能否迅速排出体内毒素和废物、消除疲劳，而毛细血管运动正是一种可以消除肉体与精神上的压力和紧张、促进血液循环的放松姿势。

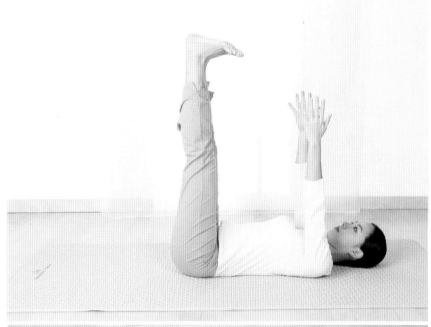

1 仰卧在地面上，竖直伸直双臂和双腿，然后两腿和两臂分别在上下和前后方向上轻轻振动。

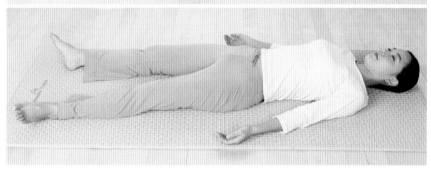

2 练习大约10分钟后，将双臂和双腿同时重重地落到地面上，用完全休息姿势（摊尸式）放松。

注意事项
该动作不是晃动或抖动手臂，而是轻轻振动的、细微的运动。

恢复元气的犁式

犁式可以为体内器官供应更多血液，刺激内分泌腺，消除产后容易出现的下腹部瘀血，强化腹部器官，还可以预防和治疗因哺乳而引起的背、颈、肩僵硬，增强脊柱柔韧性。

新妈妈产后容易因育儿和家务劳动导致疲劳，犁式有助于恢复产后的元气，对减轻便秘也有良好的效果。

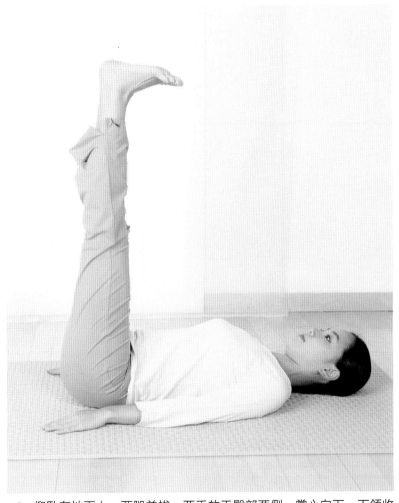

1 仰卧在地面上，两腿并拢，两手放于臀部两侧，掌心向下，下颌收紧。吸气，两腿向上抬起，直到与地面垂直，两腿要尽量伸直。

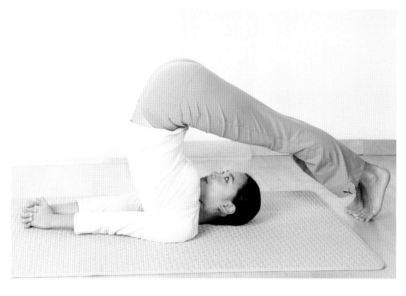

2 呼气，将两腿倒向头后，使两脚触到地面。此时双膝要展开，做腹式呼吸。

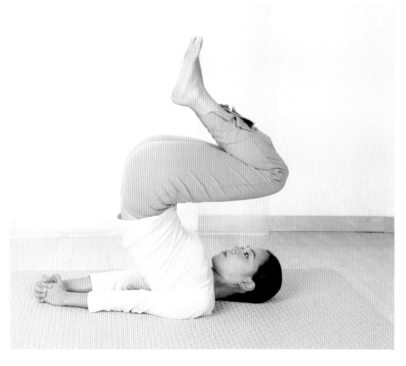

3 缓慢地吸气，臀部下沉，两腿回到竖直状态。呼气，将两腿缓缓地放在地面上，然后用完全休息姿势（摊尸式）充分放松。此过程中，头不能离地，而且在脚落到地面之前要始终保持紧张。

注意事项

1 练习该姿势时不能勉强，如果脚触不到地面，也可以将两腿歪向一侧，做出用肩倒立的姿势。
2 产后3周内不得练习该姿势。

减轻产后抑郁的眼镜蛇式

眼镜蛇式可以恢复颈、肩、背部肌肉的弹力，对腰背部疼痛有疗效。眼镜蛇式要求胸部和前颈部完全舒展，能够强化心脏，帮你养成豁达的内心。

加之本式能够强化腹部和内脏器官，能够提升你的性功能，可以治疗腹部胀满、尿频、便秘、消化不良等症状。

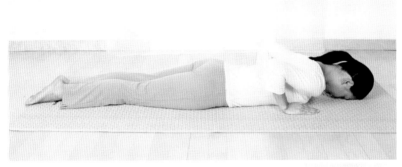

1 俯卧在地面上，两腿并拢，前额贴地，两臂弯曲，手心放在胸两侧的地面上。

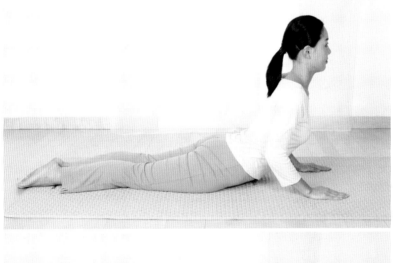

2 两手放松，吸气，睁大眼睛，缓缓地抬起上半身。呼气，两手推地，两肘展开，挺直上半身，下巴尽量向胸部方向拉。要保持两臂伸直，小腹不离地，目视前方，意识集中在腰部。

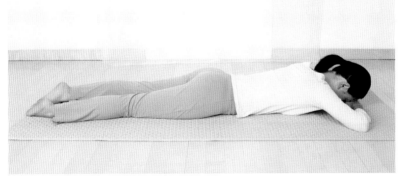

3 吸气，依次将腹部、胸部和下巴落到地面上，然后以俯卧姿势放松。

利于母乳喂养的合掌式

无论是产前还是产后，练习双手在胸前合十的动作都有很多好处。合掌式有助于刺激乳腺，促进母乳分泌，让乳房变得坚挺而有弹性，缓解妊娠期间的疼痛和手臂麻木等症状。

练习合掌式时身体端正，脊柱挺直，可以强化自主神经，保持神经的均衡，有助于集中注意力。合掌式还有助于减轻由肩周炎引起的颈部和肩部酸痛，清除胃肠瘀血，增进消化系统的健康，对高血压、脑卒中、颈椎间盘突出、眼鼻异常等疾病也有好处。

合掌式适宜在瑜伽练习开始和结束时的调息和冥想时练习，合掌的姿势也被称为"世上最美的姿势"。

1 跪坐或取莲花坐姿，腰背挺直，放松肩部和颈部，两肘上举，与肩同高，两手在胸前合十。

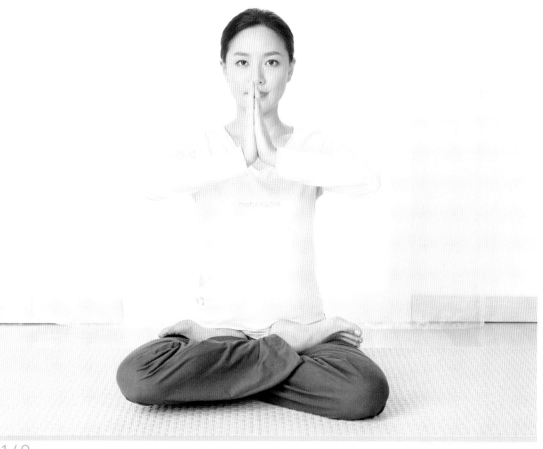

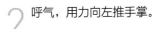

2 呼气，用力向左推手掌。

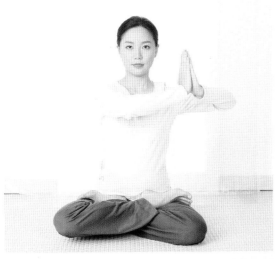

3 吸气，合十的双手回到胸前。呼气，用力向右
推手掌。再次吸气，手掌回正。

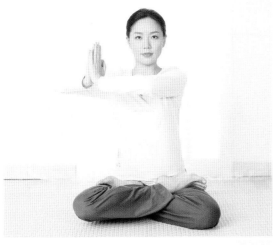

4 双手回到胸前后，呼气，两手用力相互推掌。

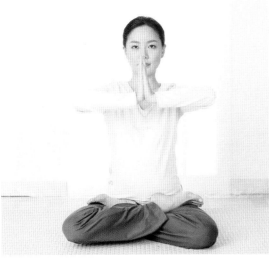

注意事项
该姿势可以在站直或在端坐的状态下练习。

▍柔韧膝盖的卧英雄式

卧英雄式是在英雄坐的基础上，将身体向后仰，并让腰部离开地面，使腰和腹部肌肉得到充分拉伸。卧英雄式有助于打造柔软而富有弹性的膝盖，端正腰部，并通过腹式呼吸强化腹部、骨盆器官，提高性功能。卧英雄式还可以刺激胃肠，帮助排气，减轻消化不良、便秘、坐骨神经痛等症状。在练习该姿势时不得过于勉强，若自己的膝盖状态不够理想，双膝也可以不并拢。

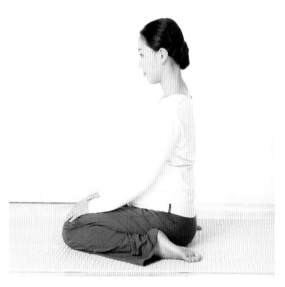

1 跪坐在地面上，臀部着地，两小腿向外折。

2 弯曲两肘，身体向后仰，使后背一节节地落到地面上，直到身体完全躺下。此时腰部可以不着地。

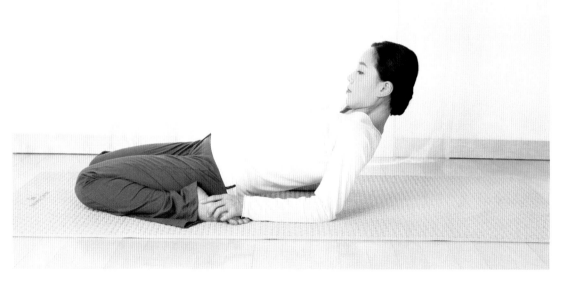

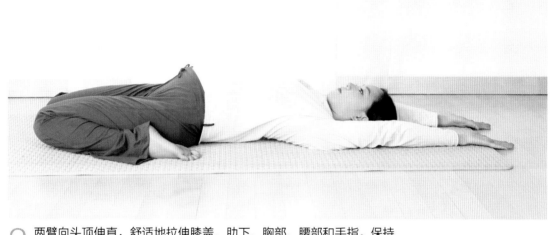

3 两臂向头顶伸直，舒适地拉伸膝盖、肋下、胸部、腰部和手指。保持
自然的呼吸，并维持该姿势30秒左右。

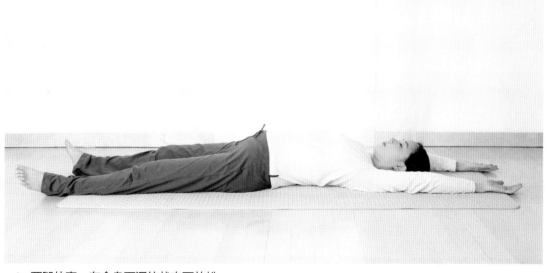

4 两腿伸直，在全身下沉的状态下放松。

营造和谐身体的肩倒立式

肩倒立式堪称所有瑜伽体式之母，因为母亲会为了家庭的和睦和幸福而不懈努力，而肩倒立式旨在使人获得身体上的和谐与幸福，被誉为"医治百病的灵丹妙药"。

肩倒立式对女性而言是再好不过的姿势，尤其适合患有消化不良、便秘、月经不调、痔疮、疝气的人练习。它也是全身美容的最佳姿势，可以让腿和臀变得苗条，使人摆脱肥胖的困扰。如果有规律地练习这个姿势，就可以获得生机与力量，获得内心的平和与自信。

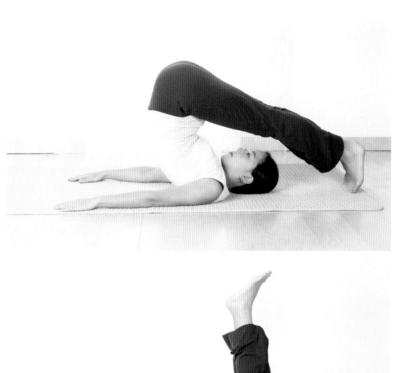

1 仰卧在地面上，两手掌心向下，按在臀部两侧的地面上。呼气，提起臀部，将两腿翻到头的后面。初学者也可以通过蹬地将两腿抬起，同时用手支撑臀部。

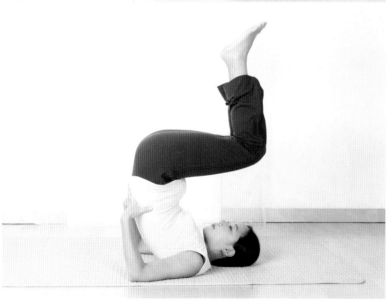

2 腹部用力，用手扶住腰部，两腿缓慢地向上伸直，举到与地面垂直，让胸部贴近下颌。

3 两腿在竖直方向上伸直，脚踝、膝盖、臀部和腹部自然地用力，此时只有头和颈的后部、上臂的背面着地。均匀地做腹式呼吸，维持该姿势2～3分钟。

注意事项

患有心脏病、甲状腺功能亢进和高血压的人最好避免练习该姿势。对于眼、鼻、耳等有炎症性疾病的人或孕妇，如果做这个姿势感到吃力，也可以请他人抓住脚或把脚跟靠在墙壁上。

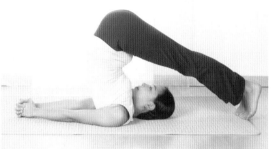

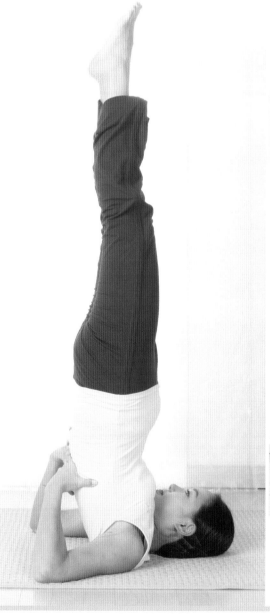

4 呼气，将双手放到地面上，然后像犁式一样将双腿翻到头后。吸气，缓缓地放下臀部，感受脊柱一节节地贴到地面上的感觉。在脚尖伸直、膝盖展开的状态下呼气，缓缓地将身体放到地面上。在两脚落到地面上之前，身体不能放松。

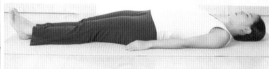

5 用完全休息姿势（摊尸式）放松。

附录1：胎宝宝生长变化全知道

长久以来，妈妈们都因能感受到肚子里的小生命而无比幸福，但也由于缺少对胎儿直接的观察，而对胎儿发育过程存有种种困惑……我的孩子是怎么成长起来的？我的孩子到底长得是什么样子的呢？在这里，你所有的疑惑都会找到答案，让你与宝宝相依相偎的感觉会更加真实亲密。

1～2个月胎宝宝初具人形

最初，卵子与精子在母亲体内完成受精，准妈妈就开始了妊娠的全过程。受精卵大小只有0.1～0.15毫米左右，一般受精卵在受精后7～11天着床。

受精卵受精后3周左右，胚胎即成胚子，其大小刚能用肉眼看到，长度为0.5～1厘米，重量不足1克。

此时的胚胎从外表上看身体是二等份，头部非常大，占身长的一半；头部直接连着躯体，有长长的尾巴，其形状很像小海马；胚胎胳膊、腿大体上有了，但因为太小还看不清楚；脑、脊髓等神经系统，血液等循环器官的原型几乎都已出现。

心脏从第2周末开始形成，从第3周左右开始搏动，同时将血液输送到全身各处，肝脏也从这个时期开始明显发育。

妊娠5周后，利用超声波可看到准妈妈子宫内白色环状的胎囊，已由直径10毫米发育成20毫米，胚芽约1毫米。

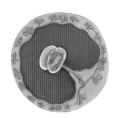 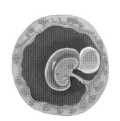 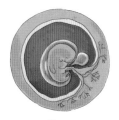 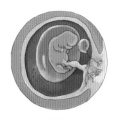

第5周 第6周 第7周 第8周

妊娠7周，胎囊增大至50毫米，胚胎约3厘米，重约4克。头部与躯体的形状已具备，长长的尾巴逐渐缩短，头和躯干也能区别清楚，大体上像个人形了。

到了妊娠8周，头部与躯干可以颈部作为关节而前后左右弯曲伸展；手、脚并未发育完成，但胚胎的手、脚已分明，甚至五个手指及脚趾都有了，连指头上长指甲的部分也能看得出来，手、脚、头部与躯干开始活动；眼睛、耳朵、嘴也大致出现了，已经像人的脸了；胃、肠、心脏、肝脏等内脏的发生基础已基本完成；大致80%的脑、脊髓神经细胞已在这时出现；心脏的跳动是每分钟130～150次，肝脏在明显地发育。

3个月胎宝宝全身器官大致出现

第9周末，胎宝宝的全身器官大致已出现，中枢神经系统方面发育迅速，首先是背后的脊髓神经在功能上已出现分化、成熟，胎宝宝的大脑在母体内平均每天产生5 000万～6 000万个神经细胞。

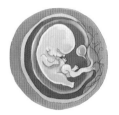
第9周

第10周，人形更加清晰，尾巴消失，躯干和腿都长大了，下颌和脸颊更加发达，长出了眼、耳、口、鼻子、牙根等，眼睛上已长出眼睑；手指和脚趾完全分开，部分骨骼开始变得坚硬，手臂和腿开始活动。

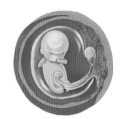
第10周

第11周，通过透明的皮肤，可以看到胎宝宝胸部、腹部的内部器官；心、肝、胃、肠等更加发达，肝脏开始分泌胆汁；肾脏也渐发达，已有了输尿管，肾脏分泌尿液到膀胱，胎宝宝可进行微量排泄了。

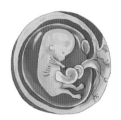
第11周

到了第12周末的时候，胎宝宝身长可达到9厘米，体重约28克。胎宝宝在身体构造上已具备了头部、胸部、腹部等外形，头部长度为身长的1/3。这个阶段的胎宝宝经常有些活动，伸伸手脚，并在羊水中步行、活动。外生殖器已经发生。

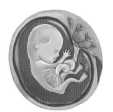
第12周

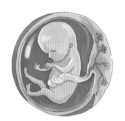

第13周

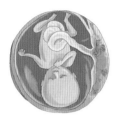

第14周

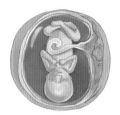

第15周

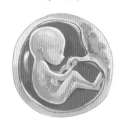

第16周

4个月胎宝宝的心音能测到了

妊娠至13周时，用多普勒胎心仪就应该能测到宝宝的胎心音了。到第16周末时，胎宝宝体重达100～120克，身长达15厘米。胎宝宝皮肤的颜色深红，没有皮下脂肪，脸上长出叫毳毛的细毛。

胎宝宝的胳膊、腿能稍微活动了；内脏的形态发育完成，心脏大致已经形成，心脏搏动得更加活跃，用超声波听诊器可测出胎宝宝的心音；消化器官、泌尿器官等开始发生功能，并有尿意；中枢神经方面，脑部重要的记忆系统海马开始在大脑中形成，大脑将覆盖间脑并产生免疫物质；制造血液的地方由肝脏移至脾脏；脸部已完全调整过，嘴形亦大致发育完成；由于胎盘长出，改善了母体的供给和营养，胎宝宝的成长速度加快，胎膜长结实了，羊水量也从这个时期开始急速增加。

这时的胎宝宝已能完成全身上下的运动，手指、脚趾、手腕等细小动作亦相当发达。同时，手可移至身体各部位，如摸摸膝盖、摸摸脐带、两手放在脸部的前面做有节奏性的移动，偶尔亦做些跳跃的运动，还可用手搔头、搔脸等。

5个月胎宝宝有胎动了

第5个月开始，胎宝宝的成长很惊人，身长为18～27厘米，体重250～300克。

这个时期，胎宝宝开始长头发、眉毛、指甲，全身长出胎毛，皮肤渐渐呈现美丽的红色，皮肤的触觉较灵敏，皮下脂肪开

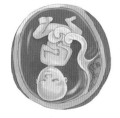

第17周

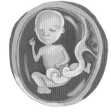

第18周

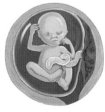

第19周

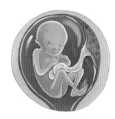

第20周

始沉着；外耳、胃部出现制造黏液的细胞，体内基本构造已是最后的完成阶段，延髓进入脊髓时期；能做复杂的反射动作，胎宝宝脑的记忆系统开始启动，能够记住频繁入耳的母亲的声音；从外生殖器已经能明显辨认胎宝宝的性别。

这个阶段的胎宝宝已能做些细小的动作：两手能在脸部前面相握，做抓手运动、跳跃运动，手还不时地抚摸自己的脸，手指触摸嘴唇而产生反射动作——开口动作，渐渐地由反射转为自然的动作，脚可以踢到子宫壁，频繁地在羊水腔内改变身体姿势玩耍。这时准妈妈会感到明显的胎动，可以听到强而有力的胎心音。

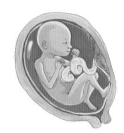

第21周

6个月的胎宝宝可以自由地活动

6个月的胎宝宝身长已达28～34厘米，体重约660克。

全身的骨架发育完成，骨骼已相当结实；毛发逐渐增多，皮下脂肪少，皮肤薄，皱纹很多，全身被奶油样胎脂覆盖；肺部毛细血管增加，骨髓开始造血；开始发挥肾脏功能，可排尿，羊水量达350毫升以上，羊水腔亦增厚；大脑皮质的脑细胞达150亿个，中枢神经开始发出复杂的命令，能接受来自神经末梢的情报；脑的记忆系统越来越发达，不仅能记住母亲的声音，还可以模糊地感到母亲的气息并开始记在脑中。

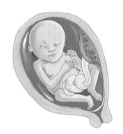

第22周

这时期的胎宝宝已成婴儿形，眉毛、睫毛已开始生长；两手仍放在脸部前面，动作活泼；全部手指都能动，不时抚摸脐带、脚、手等部位，手伸至嘴里做探索、吸吮动作；可清楚地看到脚掌，并不时地移动。开口运动如打哈欠一样，张大嘴或将手放入口中，舌头也不时地移动；胎宝宝可以感受到母亲情绪的变化，嗅觉已完备，听觉可反射至中脑，较高度的中枢神经已确定并支配全身；胎位可自由变换，常用脚踢，摆动臀部，胎宝宝这时常常喝羊水、排尿，可自行抑制脑部活动，并自由自在地在羊膜腔内活动。

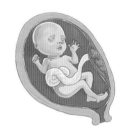

第23周

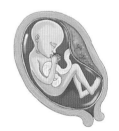

第24周

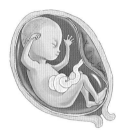

第25周

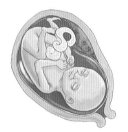

第26周

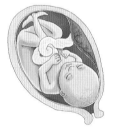

第27周

第28周

7个月胎宝宝的身体完成了基本构造

7个月的胎宝宝的身长为35~38厘米，体重约为1 000克。

胎宝宝的身体已完成基本构造，功能尚未完全发挥作用，耳朵、眼睛、皮肤的末梢神经感觉逐渐发达，可做神经反射动作；大脑皱褶增多，间脑亦发挥功能，开始衍生出原始的情感；眼睑的分界清楚地出现，眼睛能睁开了，开始具有视物能力；扩充肺泡物质仍不足，使得肺泡仍不能完全扩充，气管和肺部还不发达，如在这个时期生产，将被视为早产儿。至于外生殖器，男宝宝的睾丸下降，女宝宝的小阴唇、阴核已清楚地突起。

这个时期，对于外部声音胎宝宝能分辨出，如果让胎宝宝直接听音乐，胎宝宝听完之后心跳加速，身体开始活动；胎宝宝可以感觉到外部光线明暗的变化。

8个月胎宝宝在迅速成长

8个月胎宝宝的身长已至38~41厘米，体重1 100~1 700克。

胎宝宝的颜面已长得相当结实，肺等内脏器官和脑、神经系统都发育到一定程度；呼吸运动还不规则，肺囊亦未充分扩展开来，迅速成长的胎宝宝身体紧靠着子宫；一直自由转动的胎宝宝，到了这个时期，位置也固定了，由于头重，一般头部自然朝下。

胎儿的大脑活动是非常活跃的，大脑皮质已出现一些特有的沟回，准妈妈日常生活中所产生的各种声音逐渐传至胎宝宝脑部，胎宝宝听到声音时，胎动会有抑制的倾向，心跳也会变化；通常根据准妈妈的感情变化，胎宝宝的反应分为心跳没有变化（抑制型）和心跳有变化（反应型）两种。所以，准妈妈温柔的说话声非常重要，如果胎宝宝听到很大的声音或语气严厉的声音，胎动就会出现紊乱，胎宝宝会感到不愉快。胎宝宝听到母亲歇斯底里的声音，血压就会剧烈波动。

胎宝宝到第8个月已经会打呵欠了，而且也会出现想睡的眼神和表情，眼皮似睁似闭，颜面左右摆动，有时吮吮手腕、手指，尤其是当准妈妈饿了时，他们吸得更起劲，嘴巴张得开开的，好像在需求什么似的。

到第8个月结束、迈入第9个月时，胎宝宝的眼睛开始对光线有所反应，而且会从瞳孔中反射出来。此时，胎宝宝的味觉更加发达，从30周左右开始，胎宝宝已能记住甜味和苦味。通过对早产儿的实验，证实胎宝宝是喜欢甜味的。

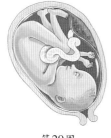 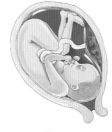 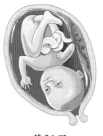 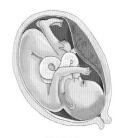

第29周　　　　　　第30周　　　　　　第31周　　　　　　第32周

9个月胎宝宝能呼吸了

9个月的胎宝宝身长为45～48厘米，体重大约为2 500克。

胎宝宝全身开始长出皮下脂肪，身体逐渐变圆变大，皮肤有光泽和玫瑰般的肤色；长满全身的毳毛开始消退，指甲很快长出；男宝宝的睾丸下降至阴囊中，女宝宝的大阴唇隆起，左右紧贴在一起，也就是说，生殖器几乎已齐备；这时胎宝宝面貌定形，表情也变得丰富，或笑或哭，这正是胎宝宝心智已有明显成长的证据；眼睛时开时闭，眼球可以自由转动，头也可以左右回转。

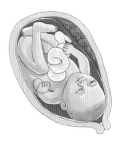

第33周

到怀孕第9个月结束时，胎儿已经可以把自己的手指送到嘴里了，可将此行动视为随意运动的开始；统御呼吸器官的中枢神经、肺功能也基本成熟，听觉、视觉、触觉、痛觉等感觉也基本发育完全。胎宝宝对外界的反应也是从这个时候开始，不过这种反应与成人所认定的反应其间有相当大的差距。

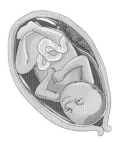

第34周

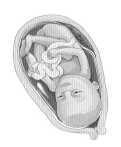

第35周

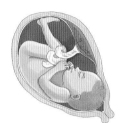

第36周

到这时，胎宝宝肺和胃肠都很发达，已具备呼吸能力，喝进羊水，能分泌少量的消化液，尿液也排在羊水中。因此，胎宝宝若在这个时期娩出，有在暖箱中生长的能力。

10个月胎宝宝红润丰满

怀孕到第10个月，胎宝宝的体重已达3 100～3 400克，身长也有50厘米左右。

此时胎宝宝皮肤表面的皱褶已消失，变成淡黄色的、胖乎乎的宝宝了；头颅骨变硬，指甲也长到超出手指尖，头发长2～3厘米；毳毛几乎看不见了，胎脂在后背、屁股、关节等处已达稍许可以看到的程度；皮下脂肪已相当丰富，骨骼也长得十分结实，肌肉相当发达，身体维持在一定的张度，而非弛缓状态；循环、呼吸、消化、泌尿等器官已全部发育完备，已经可以在母体外独立生活了。还有的胎宝宝头部已进入母亲的骨盆之中，身体的位置稍有下降。

由于胎宝宝的头部已在骨盆入口或已进入骨盆中，所以剧烈运动的情况已经较少了，但是有些胎宝宝在分娩之前还是动得厉害，所以也不能一概而论。

与9个月的胎宝宝相比较，胎动的次数已减少很多，感觉上似乎稳重多了。此时期的胎宝宝以睡眠为主，非必要的时候是很少活动的；各种成熟的动作是胎宝宝本身自主性地发挥，并且已表现出随时准备好要面对外面世界的姿态。

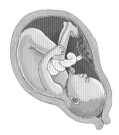

第37周

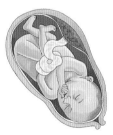

第38周

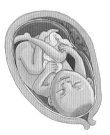

第39周

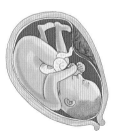

第40周

附录2： 十月怀胎这样补，
妈妈宝宝都健康

孕产全程准妈妈饮食是否合理直接影响到宝宝在妊娠不同阶段的生长与发育。只有科学合理、丰富多样的膳食才能为宝宝的未来发育建立良好的基础，同时也使准妈妈自身受益、满怀信心迎接宝宝的到来。

孕早期（0～4个月）营养需求及保健

优质蛋白适当补

妊娠早期蛋白质摄入量应不低于未孕女性的摄入量，优质蛋白应不低于蛋白质总摄入量的50%，方可满足其需要。优质蛋白质主要来源于动物性蛋白质如蛋、肉、鱼、奶类及植物蛋白质大豆。其他蛋白质不是优质蛋白，在人体内的吸收利用率不如动物蛋白质高。因此，在补充蛋白质时，要将多种食物进行搭配，有效地补充蛋白质。

蛋白质与其他许多营养素一样，有一个最佳的补充量，孕期高蛋白饮食，可影响孕妈妈的食欲，增加胃肠道的负担，并影响其他营养物质摄入，使饮食营养失去平衡。因此，对于蛋白质的摄入应持适量、适度的原则，切不可盲目多补、滥补。

摄入"完整食品"，确保矿物质和维生素

矿物质在人体内所占的比重虽小，却是必不可少的，对孕妈妈和胎宝宝来说，缺乏矿物质可能会产生一系列疾病，甚至引起更严重的后果。

要确保摄入足够的矿物质和维生素，最好的方法就是生活中注意不偏食，孕妈妈尽可能以"完整食品"（指未经细加工过的食品，或经部分精制的食品）作为能量的主要来源，因为"完整

食品"中含有人体所必需的各种微量元素如铬、锰、锌及维生素B₁、维生素B₆、维生素E等。适量食用粗粮，如玉米、紫米、高粱、燕麦、荞麦、麦麸以及黄豆、青豆、红豆、绿豆、红薯等，可以补充矿物质及维生素。

由于加工简单，粗粮中保存了许多细粮中没有的营养。比如，糖类含量比细粮要低，含膳食纤维较多，并且富含B族维生素，这些营养成分在精制加工过程中常常被损失掉，如果孕妇偏食精米、精面，则易患营养缺乏症。因此，孕妇的膳食宜粗细搭配、荤素搭配，不要吃得过精，以免某些营养元素吸收不够。

孕早期要保持水、电解质平衡

孕早期时，孕妈妈容易发生妊娠反应，由于早期胎宝宝不需太多额外营养，所以大多数情况下不会影响胎儿的发育，但有些妊娠反应特别剧烈的孕妈妈由于频繁呕吐，不仅将胃内食物吐出，而且还将胆汁等内容物也吐出，从而导致体内水、钠、钾等营养素丢失。如未能及时纠正，就会出现水、电解质平衡失调，使母体的健康受到严重损害，胎儿的健康也难以得到保障。这种情况下应尽快就诊，必要时在医生的帮助下采取肠内营养和肠外营养综合治疗，防止出现水、电解质紊乱和酮症酸中毒。

预防妊娠反应造成营养不良

孕妈妈怀孕第3个月前后，是胎宝宝智力发展的关键时期，而且心、脑、口、牙、耳、腭等器官的分化，均在3个月内形成，因此，妊娠第3个月是胎儿的营养关键期。然而，有半数以上的准妈妈在妊娠6~12周时，会出现程度不等的妊娠反应，如食欲不振、挑食、恶心、呕吐等。在妊娠反应的影响下，一些孕妈妈常出现机体营养失衡、面黄肌瘦、体重急剧下降等营养不良症状，以致影响到胎宝宝的营养状况。

妊娠反应是正常的妊娠生理现象，一般孕妈妈往往不需治疗而自愈。但从优生优育角度说，妊娠反应会对优生优育存在潜在危害。因此，要尽量减免妊娠反应对优生优育造成的不良影响。

具体来说，孕妈妈要放松心情，不要过多考虑妊娠反应问题。白天多做户外活动，分散自己的注意力，有助于减轻妊娠反应；日常饮食可采用少吃多餐的办法，注意多吃一些对胎宝宝发育特别是大脑发育有益的食物，如蛋类、鱼类、肉类、牛奶、动物肝脏、豆制品、核桃、开心果、海带、牡蛎以及蔬菜、水果等，以确保胎儿对蛋白质、维生素、矿物质等各种营养素的充分摄入。如妊娠反应严重应考虑就医。

孕早期保胎须知

除有流产、早产史或多胎怀孕的孕妇之外，医生通常会建议孕妈妈每天从事固定量的运动，以维护健康及体力。一般的体操、游泳与温和的球类运动都是在容许范围内的，野外踏青、郊游也不会有问题。太过激烈或危险的运动，如踢足球、打篮球、攀岩、百米短跑等则要避免。

孕早期，一般性的工作可以照常，但是有下列情形时，工作最好停止或转换其他工作：有流产、早产现象，或前置胎盘造成阴道出血时，必须停止工作；有妊娠毒血症、怀双胞胎或胎儿体重过轻时，最好多休息；远离放射线剂量高或含有毒物的工作场所，如核能电厂、放射线检验室或治疗室；美容师、教师或护理人员因工作的性质常需久站，容易发生静脉曲张，应尽量减少站立的时间。

此外，孕妇要注意护肤品的使用，如尽量少用香熏美容护肤，尤其是怀孕3个月内的孕妇最好不用，因为香精油可能造成胎儿流产。孕妇可以化淡妆，但绝不能浓妆艳抹，因为化妆品中可能含有对人体不利的成分，进而对胎儿造成危害。

孕中期（5～7个月）营养需求及保健

适量进食才健康

孕妇适当地改善饮食，增加营养，可以增强自身体质，促进胎儿发育。但若单纯地追求营养，会使孕妇出现血压偏高，胎儿过大，造成孕妇分娩期延长，甚至难产。因此，孕妇应适量进食，避免发生营养过剩。

脂肪摄入不可少

孕期的脂肪摄入很重要，它直接影响胎儿的生长发育，特别是脑的发育。大脑质量的50%～60%是脂肪，而且绝大部分是不饱和脂肪。

不饱和脂肪主要来源于植物类食物。富含植物脂肪的食物有：芝麻、花生仁、核桃仁等坚果以及大豆及其制品等。其中核桃所含脂肪的主要成分是亚油酸甘油酯，这种油脂正是胎儿大脑和视觉功能发育所必需的营养成分，如果孕妇没有足够的供给，胎儿就无法形成健康大脑，而且神经系统一旦形成，就再也无法修补，将导致孩子成人以后，出现注意力缺陷、多动性障碍、冲动、焦虑、易怒、睡眠不好、记忆力差等症状，因此适量的优质脂肪是准妈妈孕期营养中必不可少的成分。

孕中期主打营养素：碘、锌、钙、维生素D

怀孕第4个月左右，胎儿的甲状腺开始起作用，制造自己的激素。而甲状腺需要碘才能发挥正常的作用。如果母体摄入碘不足，新生儿出生后会发生甲状腺功能低下，影响孩子的中枢神经系统，尤其大脑的发育。因此，每周至少要吃两次碘含量最丰富的鱼类、贝类和海藻等海产品。

锌在孕期营养中占有重要的地位，如果缺锌，准妈妈会出现味觉和嗅觉异常、食欲减退、消化和吸收功能不良、免疫力降低等症状，最终影响胎儿健康。因此，要多摄入富含锌的食物如生蚝、牡蛎、动物肝脏、口蘑、芝麻等。

准妈妈怀孕的第5个月后，胎儿的骨骼和牙齿生长得特别快，处于迅速钙化时期，对钙质的需求剧增。因此，牛奶、孕妇奶粉或酸奶是准妈妈每天必不可少的补钙饮品。此外，还应该多吃其他含钙量高的食物，如鱼、虾米、海带、紫菜、豆浆、豆腐、腐竹等。另外，要摄入足够的维生素D帮助钙的吸收利用。

孕中期保胎须知

孕期不宜脱毛：女性怀孕期间，体内雌激素和孕激素水平要比未怀孕时多，内分泌也会有细微变化，有些人怀孕后毛发可能会比往常明显。这时，绝对不能使用脱毛剂脱毛，也不宜用电针脱毛，可以用专用脱毛刀刮除。因为脱毛剂是化学制品，会影响胎儿健康；而电针脱毛产生的电流刺激会使胎儿受到伤害。

孕期不宜祛斑：孕妇在孕期脸上会出现色斑加深的现象，这是内分泌变化的结果。生产后色斑一般都会慢慢自然淡化。孕期祛斑不但效果不会好，还由于很多祛斑霜都含有铅、汞等化合物以及某些激素，长期使用会影响胎儿发育，导致发生畸胎的可能。

孕妇不要蒸桑拿：超过50℃的高温会增加怀孕3个月的孕妇流产的可能性，怀孕7个月后则有早产的可能。

孕妇不能涂指甲油：指甲油里含有一种叫"酞酸酯"的物质，这种物质若被人体吸收，不仅对人的健康有害，而且容易引起孕妇流产或胎儿畸形。

孕妇不能染发：染发剂中的化学成分较多，渗入皮肤后可能对胎儿的成长不利。

孕晚期（8～10个月）营养需求及保健

胎儿不宜过大，能量供给要适当

孕妇适当地改善饮食，增加营养，可以增强孕妇体质，促进胎儿发育。但若营养过剩，危害匪浅。

一是容易发生难产，胎儿体重越重，难产率越高。二是容易出现巨大胎儿，分娩时使产程延长，易影响胎儿心跳而发生窒息。出生后，由于胎儿期脂肪细胞的大量增殖，引起终身肥胖。三是围产期胎儿死亡率高。

因此，孕妇注意监测自身体重变化，每周体重增加不超过0.5千克，妊娠全程增加体重12千克左右。饮食上做到合理安排，每餐最好只吃七八分饱，并可实行少吃多餐，由三餐改为五餐。

防产时出血，补锌有道

产妇能否顺利分娩与其妊娠后期饮食中锌的含量密切相关。因为锌可以增强子宫有关酶的活性，促进子宫肌收缩，把胎儿驱出子宫腔。当缺锌时，子宫肌收缩力弱，无法自行驱出胎儿，因而需要借助产钳、吸引等外力，才能娩出胎儿，严重缺锌则需剖宫产。因此，孕妇缺锌，会增加分娩的痛苦。此外，子宫肌收缩力弱，还有导致产后出血过多及并发其他妇科疾病的可能，影响产妇健康。

补锌的最佳方法是合理调配膳食，多吃些含锌较多的食物，如猪肝、猪肾、瘦肉、鱼、紫菜、牡蛎、蛤蜊、黄豆、绿豆、蚕豆、花生仁、核桃仁、栗子等，特别是牡蛎，每100克含锌量为100毫克，居诸品之冠，堪称锌元素宝库。

减少盐分摄取很必要

这一时期的孕妇易出现水肿（以下肢为主），膳食中应控制盐的摄入量，一般每天摄入盐6克左右。减少盐的食入可在某种程度上预防妊娠高血压综合征，但饮食中如果突然减少盐，会导致饭菜乏味，因而要逐渐减少使味觉习惯。

对有明显下肢水肿的孕妇，应避免食用咸肉、咸鱼、咸菜、榨菜、酱菜等含盐高的食品。

临产前的饮食原则

初产妇从有规律性宫缩开始到宫口开全，大约需要12小时。

据产科专家研究，临产前正常子宫每分钟收缩3~5次，而正常产程需12~16小时，相当于跑完1万米所需要的能量。这些被消耗的能量必须在产程中加以补充，产妇才能有体力把孩子娩出。因此，产妇在临产前要多补充些能量，以保证有足够的力量促使子宫口尽快开大，顺利分娩。

临产前，由于阵阵发作的宫缩痛，常影响产妇的胃口，产妇应学会宫缩间歇期进食的"灵活战术"。饮食以富于糖分、蛋白质、维生素、易消化吸收、少渣、可口味鲜的为好，根据产妇自己的爱好，可选择蛋糕、面汤、稀饭、肉粥、藕粉、点心、牛奶、果汁、苹果、西瓜、橘子、香蕉等多样饮食。每天进食4~5次，少吃多餐。机体需要的水分可由果汁、水果、糖水及白开水补充。如果实在因宫缩太紧，很不舒服不能进食时，也可通过输入葡萄糖、维生素来补充能量。

巧克力助产本领高

近年来，营养学家建议产妇临产时可适当吃些巧克力，因为巧克力营养全面，每100克巧克力中含有糖类50克，蛋白质15克，还有微量元素、维生素、铁和钙等。

巧克力符合产妇生理需要的三个重要特点：一是营养丰富，含有大量的糖类，而且能在很短时间内被人体消化吸收和利用，可快速产生能量，供人体消耗。二是富含产妇十分需要的微量元素和维生素、铁及钙等，可为产妇提供必要的营养。三是体积小，香甜可口，吃起来也很方便。

因此，产前让产妇适当吃些巧克力，就能在分娩过程中产生更多热能，对产妇与胎儿都是十分有益的。

Thanks to

摄影 李洪烈（PHOTOGROUP）www.photogroup.org

美发·化妆 尹玄贞

模特 金雅琅

赞助 American Apparel www.americanapparel.co.kr

　　　PUMA　www.puma.com

　　　HAPPY YOGA　www.happyyoga.co.kr

特别提醒：

1.孕妇应根据自身的体质选择合适的瑜伽体式，怀孕的前4个月不要做任何剧烈运动，也不要做向上拉伸的动作，更不能做向后弯腰的动作。

2.孕中期尽量选择左侧卧位，不要做平躺的体式。

3.产后2个月才能开始练习产后瑜伽，有一些动作在产后6个月才能进行练习。练习的时候，应根据自身的健康状况选择适合自己的瑜伽。

4.应在专业的老师指导下练习瑜伽，再练习过程中如果出现任何不适，应该立刻停止，并进行休息调养。如果已经出现过先兆流产，千万不能练习瑜伽。